JN033164

ホップ・ステップ・パーフェクト！

フットケア
はじめてBOOK

明治国際医療大学
臨床医学講座 皮膚科 教授
中西健史 編著

MC メディカ出版

はじめに

　本書は、『はじめてのフットケア』（2012年刊）のリニューアル版です。おかげさまで、同書は5刷までの増刷を経て、1万部を発行する大ベストセラー作となりました。フットケアの基本は変わっていないものの、この10年でわが国の人口構成や医療・介護を取り巻く環境は大きく変わりました。そこで、大幅な改訂版・続編として『フットケアはじめてBOOK』の企画をメディカ出版からいただきました。

　前作では、介護老人保健施設や精神病院なども含めて幅広い医療・介護施設でも使っていただけるように、シンプルに必要最小限の内容にすることを心がけました。今回は、新たに保険診療の枠組み、これから必要とされる在宅医療、リハビリテーションの観点からみたフレイルなどに対応するべく、いくつかの項目を追加しています。私の所属先も大阪市立大学（現 大阪公立大学）、滋賀医科大学、そして現在の明治国際医療大学と徐々に都会を離れて、地方の地域医療に根ざした職場へ変わっていきました。このことが、知らなかった現場を勉強する機会に恵まれ、さらに私自身のさまざまな栄養源となり、知らず知らずのうちに本書の内容に反映されているような気がします。

　この本を手にしていただいた皆さまのみならず、医療・介護を受ける方々のお役に立てることを心より願っております。

2023年8月

中西健史

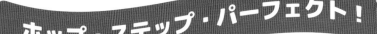

ホップ・ステップ・パーフェクト！
フットケア
はじめてBOOK

CONTENTS

第3章 かんたんフットケア編

第**4**章 **外来・地域連携編**

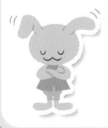

〈撮影協力〉（敬称略）
　大野記念病院 看護部　市原雅子
〈執筆協力〉（敬称略）
　明治国際医療大学 臨床医学講座 リハビリテーション医学 准教授　木村篤史
　（第3章9「在宅でQOL・ADLを向上させるノウハウ」）

第 1 章

基本知識編

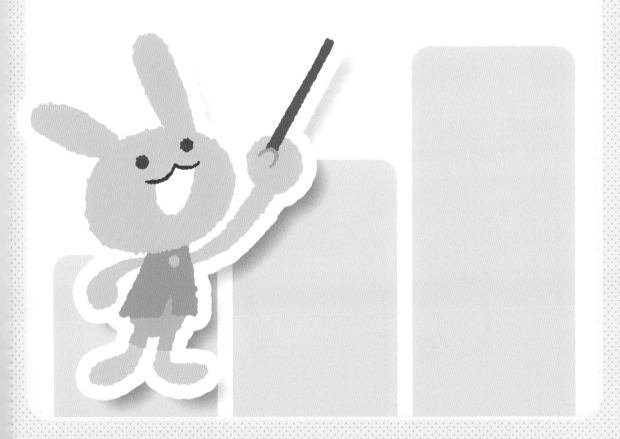

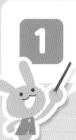

① フットケアって何のためにするの？

足病変ができると全身状態が悪くなります。フットケアで健康な生活を応援しましょう！

なぜフットケアが必要なの？

☑ 高齢者の場合

● からだが動きにくくなると、自分自身の足の手入れができず、気力もなくなります。たとえ自分でやろうと思っても、上手にできません。

☑ 糖尿病・透析の患者さん

● 糖尿病患者では、血管障害、神経障害、感染症を合併するので、足病変が重症化しやすいです。

● 透析患者では、さらに血管が石灰化するので、より重症化に気をつける必要があります。

足病変があると、
車いす生活にもなる……

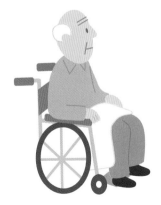

足病変がないと、
日常生活を円滑に送れる！

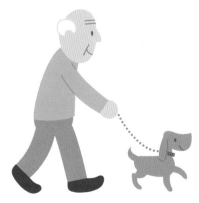

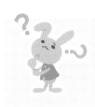

足病変が重症化するとどうなるの？
歩けなくなると、日常生活が不便になるだけでなく、意欲の低下など、生きる力すべてを失うことにつながります。また、やがて寝たきりとなり、人生そのものがむなしくなってしまいます。

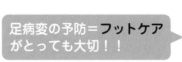

足病変の予防＝フットケア
がとっても大切！！

チーム医療で行うフットケアとそれぞれの役割

フットケアチーム

ヘルパー　　管理栄養士

ソーシャルワーカー　　　　糖尿病内科医師

看護師　　　　　　　　　　透析科医師

薬剤師　　　　　　　　　　循環器内科医師

患者さん　　　　　　　　　放射線科医師

理学療法士　　　　　　　　血管外科医師

義肢装具士　　　　　　　　麻酔科医師

リハビリテーション科医師　　　　皮膚科医師

整形外科医師　　形成外科医師

☑認定看護師を中心としたフットケアにおけるチーム医療

　2015年から開始された特定行為に係る看護師の研修制度により、認定看護師養成は以前と少し状況が変わってきています。資格を取った先輩看護師は、どのような専門分野を得意とするかをみてみましょう。

●**皮膚・排泄ケア認定看護師**：褥瘡やストーマケアのみならず、フットケアでも創傷のケアを行う"キズ"のスペシャリストです。

- **糖尿病看護認定看護師**：糖尿病に関するあらゆること（生活指導、血糖パターンマネジメントなど）、および糖尿病患者のフットケアを担当します。
- **慢性疾患看護専門看護師**：慢性疾患にはさまざまなものがありますが、それぞれの看護師はサブスペシャリティをもっていて、そのなかでも糖尿病や循環器疾患などを専門とする看護師がフットケアにかかわります。

血糖パターンマネジメントとは？
血糖パターンマネジメントでは、患者さん自身が血糖自己測定（self monitoring of blood glucose：SMBG）を行い、その測定データを分析して、ケアや治療に反映させます。

新人看護師がチーム医療のなかで心がけること
- チームにどういった役割の人がいるかを把握しましょう。
- チームの人たちがどういった仕事をしているかを理解しましょう。
- 先輩看護師に指示されたことについて、「なぜ、そうするか」と考える癖をつけましょう。

MEMO

2 フットケアにかかわる診療報酬

フットケアにかかわる診療報酬には、糖尿病合併症管理料、下肢末梢動脈疾患指導管理加算、下肢創傷処置管理料などがあります（2023 年 6 月現在）。診療報酬の算定・加算のポイントを押さえて、しっかりフットケアを行いましょう。

糖尿病合併症管理料

糖尿病合併症管理料（2008 年度診療報酬改定で新設）　170 点、月 1 回算定

- 別に厚生労働大臣が定める施設基準に適合しているものとして地方厚生局長などに届け出た保険医療機関において、糖尿病足病変ハイリスク要因を有し、医師が糖尿病足病変に関する指導の必要性があると認めた入院中の患者以外の患者に対して、医師または医師の指示に基づき看護師が当該指導を行った場合に、月 1 回に限り算定する。
- 1 回の指導時間は 30 分以上でなければならないものとする。

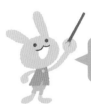

講習を受けたり資格がないと算定できません！

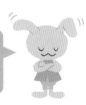

糖尿病合併症管理料は、入院中の患者さんには算定できません！

下肢末梢動脈疾患指導管理加算

下肢末梢動脈疾患指導管理加算（2016 年度診療報酬改定で新設）　100 点、月 1 回算定

人工腎臓	慢性維持透析患者の下肢末梢動脈疾患について、下肢の血流障害を適切に評価し、ほかの医療機関と連携して早期に治療を行うことを評価する。
施設基準	● 慢性維持透析を実施している患者全員に対し、下肢末梢動脈疾患の重症度などを評価し、療養上必要な指導管理を行っていること。 ● ABI 検査 0.7 以下または SPP 検査 40mmHg 以下の患者については、患者や家族に説明を行い、同意を得たうえで、専門的な治療体制を有している医療機関へ紹介を行っていること。 ● 連携を行う専門的な治療体制を有している医療機関を定め、地方厚生局に届け出ていること（※届出医療機関が専門的な治療体制を有している医療機関の要件を満たしている場合は、当該医療機関内の専門科と連携を行うこと）。

ABI 検査

足関節上腕血圧比（ankle brachial index：ABI）は、上腕と足首の血圧の比により、動脈の狭窄や閉塞を評価する指標です。検査自体は 5 分ほどで終わります。この検査で異常があれば、次にSPP検査を行うとよいでしょう。

SPP 検査

皮膚灌流圧（skin perfusion pressure：SPP）を測定することにより、手足や指先の皮膚にどのくらい血液が行きわたっているかがわかります。手術をする際には、実施しておいたほうがよい検査です。

下肢創傷処置管理料

下肢創傷処置管理料（2022 年度診療報酬改定で新設）　500 点、月 1 回算定

● 厚生労働大臣が定める施設基準に適合しているものとして、地方厚生局長などに届け出た保険医療機関において、入院中の患者以外の患者で、下肢の潰瘍を有するものに対して、下肢創傷処置に関する専門の知識を有する医師が、計画的な医学管理を継続して行い、かつ、療養上必要な指導を行った場合、下肢創傷処置を算定した日の属する月において、月 1 回に限り算定する。ただし、糖尿病合併症管理料は、別に算定できない。

● 初回算定時に治療計画を作成し、患者および家族に説明して同意を得るとともに、毎回の指導の要点を診療録に記載すること。学会によるガイドラインなどを参考にすること。

施設基準	整形外科、形成外科、皮膚科、外科、心臓血管外科または循環器内科の診療に従事した経験を 5 年以上有し、下肢創傷処置に関する適切な研修を修了している常勤の医師が 1 名以上勤務していること。 ※「下肢創傷処置に関する適切な研修」：日本フットケア・足病医学会「学会認定師セミナー ver.2」が該当する（2023 年 6 月現在）。

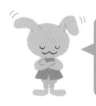

フットケアの重要性が認識され、さまざまな診療報酬が追加されるようになりました。

3 足の解剖を学ぼう！

フットケアをする前に、まずは足の血管や構造を覚えましょう。

フットケアで知っておきたい動脈の名前と位置

触診で触れることのできるのは、鼠径部と膝窩部、足背とくるぶしの内側下方の★の4カ所です。

心臓から出た血管は骨盤内で左右に分かれ、大腿部を浅大腿動脈として流れ、膝下で前脛骨動脈、後脛骨動脈、腓骨動脈の 3 つに分かれます。

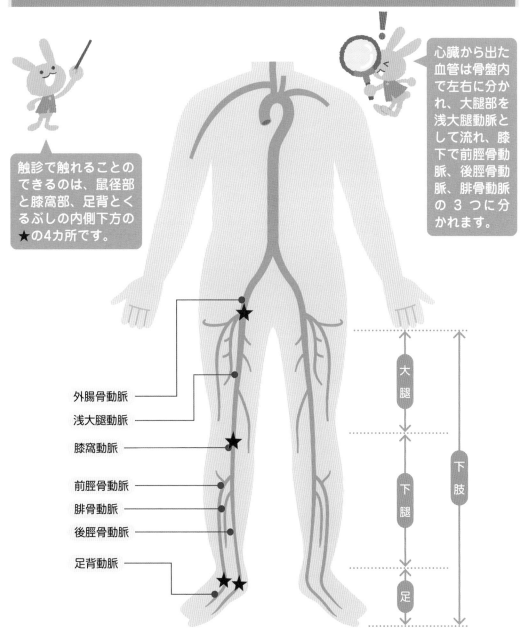

- 外腸骨動脈
- 浅大腿動脈
- 膝窩動脈
- 前脛骨動脈
- 腓骨動脈
- 後脛骨動脈
- 足背動脈

大腿

下腿

足

下肢

足の断面

● 足は28個の骨とそれらをつなぐ靱帯、腱、筋肉、関節などの基本構造が皮膚で包まれてできています。

● 基本構造の中を血管や神経が走り、隙間は脂肪組織で充填されています。

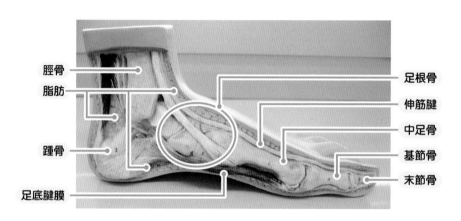

- 脛骨
- 脂肪
- 踵骨
- 足底腱膜
- 足根骨
- 伸筋腱
- 中足骨
- 基節骨
- 末節骨

足のアーチ

● 足は縦横のアーチがあることで、歩いたときの弾力性や耐久性を確保できます。

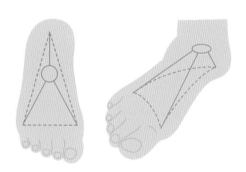

● 足にかかる力は踵、母趾、小趾の3点でささえられています。○の部分が重心です。

● 図は正常な足の力のかかり方です。足が変形すると、このバランスが崩れて重心がずれてしまい、歩行に支障が出たり、胼胝（べんち）ができやすくなります。

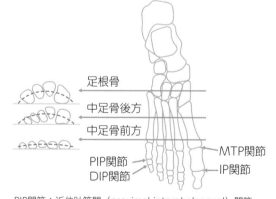

- 足根骨
- 中足骨後方
- 中足骨前方
- PIP関節
- DIP関節
- MTP関節
- IP関節

PIP関節：近位趾節間（proximal interphalangeal）関節
DIP関節：遠位趾節間（distal interphalangeal）関節
MTP関節：中足趾節間（metatarsophalangeal）関節
IP関節：趾節間（interphalangeal）関節

● 図は横アーチを示したものです。趾先に近づくにしたがって、アーチカーブが扁平化していきます。

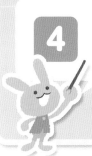

4 足病変はなぜ起こるの？

高齢者や糖尿病・透析患者には、なぜ足病変が起こるのか、どこに発生しやすいのかを知っておきましょう。

高齢者の場合

● 自分自身でフットケアを実施できるかどうかを把握します。

● 「どのような状況の人が、どのくらいまで自分自身で足の手入れをできるのか」について、まずは理解しましょう。

シルバーカーの利用者や杖をついて歩いている人	自分自身で足の手入れを半分程度できるでしょう
車いすに乗っている人	足の手入れはほとんど人任せになります
寝たきりの人	足の手入れは完全に人任せになります

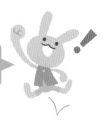

寝たきりの人は外くるぶしの潰瘍に注意！

● 足の手入れが自分でできないために起こる最も大きなトラブルは **爪切り** です。

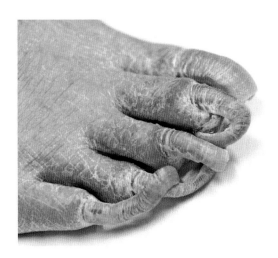

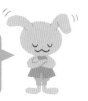

これじゃ、周りの人もだれも切る気になれない！

こういう曲がった生え方でも、ちゃんと切っていればこうはならなかったはず！

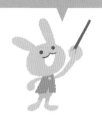

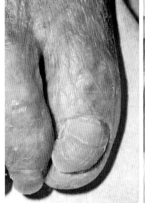

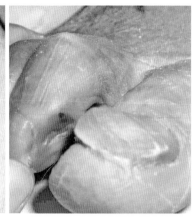

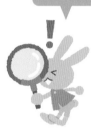

歩いている人は胼胝や鶏眼に気をつけよう！
寝たきりの人には胼胝や鶏眼はできにくいです。

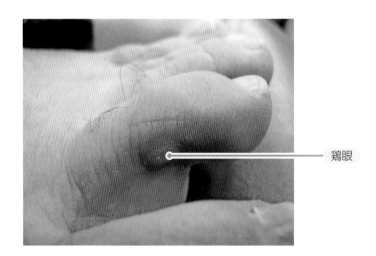

胼胝

鶏眼

糖尿病患者の場合

● 糖尿病患者では 血管障害 、 神経障害 、 易感染性 の3大要因で下肢切断にいたる場合があります。これらを予防することが重要です。早期発見に努めましょう！

● 血管障害 では、末梢から血流不足に陥り、黒くミイラ化していきます。

● 神経障害 では、感覚がなくなることによって生じる異物の刺入、足趾や足の変形、発赤などに留意します。神経障害には「感覚」「自律」「運動」の3種類があります。

☑ 血行性（血管障害）か神経性（神経障害）かの簡単な見分け方

血行性であれば
末梢からミイラ化

神経性であれば
足底の病変が比較的多い

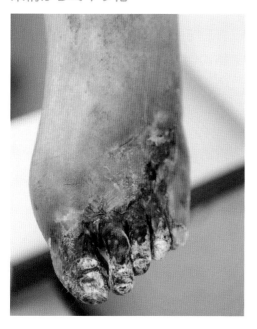
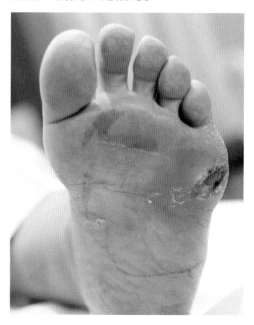

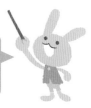

神経性潰瘍は胼胝のできている部分に好発します。
胼胝ができないように靴を調整したり、できた胼胝を削ったりすることが予防につながります。

● 感染症 は急激に進行するので、局所の発赤、腫脹、熱感など以外に全身性の感染症所見（体温上昇とそれに伴う寒気、震え）などにも留意します。

透析患者の場合

- 腎臓の機能が低下して、老廃物を体外に排泄できなくなったときに透析が行われます。

- 透析には 血液透析 と 腹膜透析 の2種類があります。日本では血液透析が95%くらいを占めています。

- 血液透析は通常、週に3回、1回3〜4時間くらい行います。

- 透析を受けることで、ほぼすべての患者さんに 血管の石灰化 が生じます。血管が石灰化すると、末梢動脈疾患（peripheral arterial disease；PAD）につながります。また、血行再建が困難になります。

- 透析患者は、低栄養や免疫不全によって 感染症 を起こしやすく、創の治りも遅くなります。

血液透析のシャント

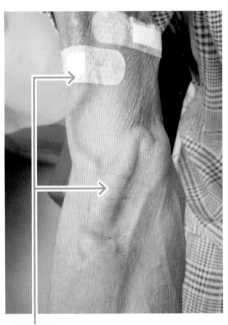

シャント

血管の石灰化

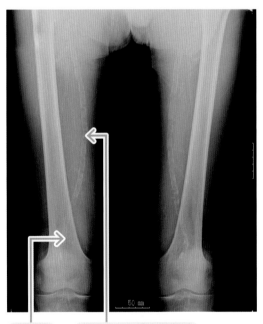

大腿骨　　石灰化した浅大腿動脈

普通は、X線写真に血管は写りません！

第2章

アセスメント編

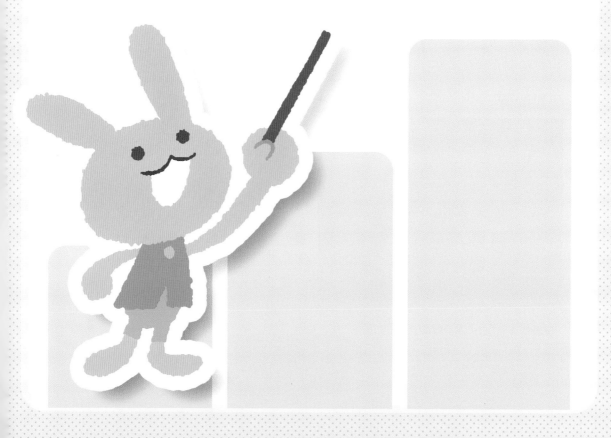

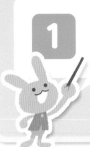

1 足病変を学ぼう！

おもな足病変を覚えて、患者さんの足を見ることからはじめましょう！

足白癬

● 足白癬は、爪白癬と原因は同じなので、「爪白癬があれば足白癬も合併している可能性が高い」と疑う必要があります。角質が多く、湿度と温度が高い条件で繁殖するので、足底や趾間などが好発部位になります。

● 治療は、抗真菌薬を風呂上がりに毎日外用するのがよいでしょう。

> 足白癬はマットやスリッパでうつりますが、風呂のお湯ではうつりません！

● 趾間型は細菌感染症を合併しやすく、下肢切断の引き金になることもあるため、気をつけます。

● かゆくない足白癬も多くあります。皮膚が円形にむける汗疱（発汗異常性湿疹、異汗性湿疹ともいう）との区別が難しいです。

☑ 趾間型
しかんがた

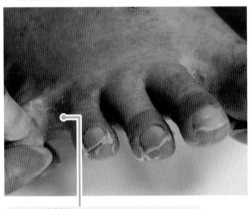

皮膚が浸軟（白くふやける）します。
しんなん

● 文字どおり、趾の間にできます。じめじめしたところに白癬菌は繁殖するので、通気性をよくすることが大切です。

> 趾間型では5本趾の靴下の着用などを勧めます。

● こすっても菌はとれないので、入浴時にタオルなどでごしごし洗うとかえって傷ができてよくありません。

> 患者さんには、むりやり皮膚をむしったり、ゴシゴシこすりすぎないように指導しましょう。

☑モカシン型

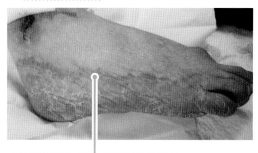

モカシンシューズのように
足縁に沿って発赤ができます。

- モカシンシューズとは本来、1枚の革で足を包むように形成された靴をさすので、むしろ「デッキシューズ」型といったほうがよいかもしれません。
- 足縁は足底のように角質が豊富なわけでもないので、この部分にまで足白癬が拡大しているモカシン型は、重症な足白癬と考えるのがよいでしょう。

☑小水疱型
しょうすいほうがた

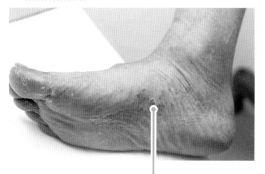

小水疱、小円形の表皮
剥離が起こります。

- 小水疱型は、足白癬のうちでもかゆくなることが多いタイプです。
- 破れて出てきた滲出液が付着して、足白癬に感染することはありません。
- 水疱部分の皮膚を顕微鏡で調べてみると、菌がたくさん見つかります。したがって、これも重症型といえます。

☑角化型
かくかがた

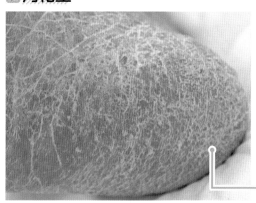

角質増生部位にも白癬菌は
棲息しています。

- 角質が硬くなりますが、軽石などでこすらないように患者さんに指導しましょう。
- 角質をやわらかくするために、先に尿素軟膏などをぬってから抗真菌薬を上からぬることもあります。

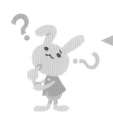

お酢につける患者さんがたまにいますが、効果はありません。

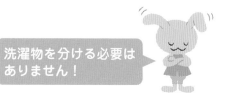

洗濯物を分ける必要はありません！

爪の疾患のいろいろ

● 爪は手の指のほうが足の趾（ゆび）より早く伸びます。

● 夏のほうが早く伸びます。

● すべて入れ替わるのに6〜12カ月かかります。

☑ 爪の構造

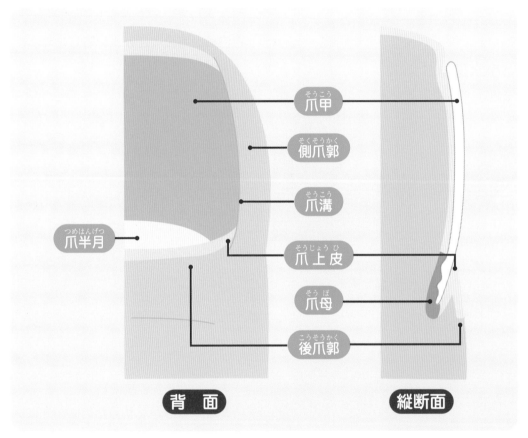

爪甲（そうこう）

側爪郭（そくそうかく）

爪溝（そうこう）

爪半月（つめはんげつ）

爪上皮（そうじょうひ）

爪母（そうぼ）

後爪郭（こうそうかく）

背面

縦断面

(瀧川雅浩監. 標準皮膚科学. 第9版. 東京, 医学書院, 2010, 28. より改変)

爪は抜いてもいいの？
陥入爪や変形の強い爪は、抜いてしまうほうが早く治ると思われがちですが、抜いたあとに正常な生え方をしないことが多いので、抜かないほうがよいでしょう。

☑️爪白癬(つめはくせん)

- 爪白癬は白癬菌という真菌（カビの一種）が爪に寄生して生じます。真菌は成長速度がそんなに早くないので、１日で急に症状が悪くなることはありません。
- 高齢者や糖尿病患者、ステロイドなどの免疫抑制薬を服用している人に起こりやすいです。
- 診断は爪の下の先端部分からの皮膚を部分的に削って、顕微鏡で白癬菌を見つけます。
- ぬり薬や飲み薬で治療します。

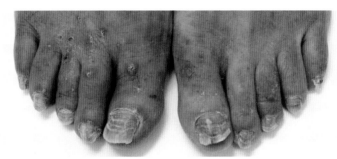

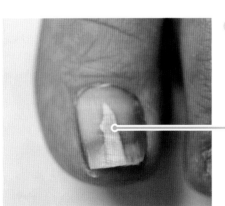

- 爪の色が緑っぽかったり、黒っぽかったりするのは、白癬菌以外の細菌感染が原因の場合もあります。

爪の厚さが正常でも、このように濁っているのは、典型的な爪白癬。

細菌と真菌の違いは？

細菌は急に増えます（食中毒などで急におなかをこわすのは、細菌が爆発的に増えているから）が、真菌はゆっくりしか増えません（みかんやパンにつくカビは１日経っても全体までは広がりません）。

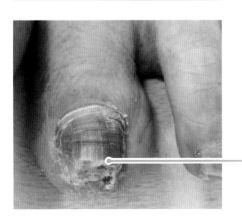

肥厚して脆(もろ)くなっています。

23

☑️巻き爪・陥入爪

- 巻き爪も陥入爪も、爪の変形で起こります。
- 巻き爪と陥入爪をまとめて、陥入爪と呼ぶこともあります。
- 爪が組織に食いこんで、赤く腫れて炎症を起こしたものが陥入爪で、巻き爪では炎症は起こりません。
- 爪白癬、生まれつき爪が薄い人、外反母趾の人などにできやすいです。

巻き爪

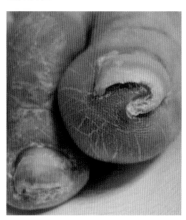

- 巻き爪のひどいものは、はさみ爪やマカロニ爪などと呼ばれることもあります。

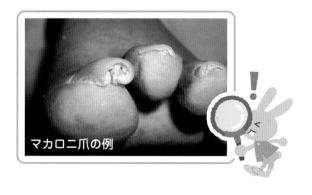

マカロニ爪の例

陥入爪

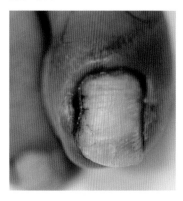

- 陥入爪は爪棘といって、爪の切り残しが食いこんで起こることもあります。

陥入爪で食いこんでいる爪はどうするの？

陥入爪では、爪棘が新たに伸びて痛みや炎症を生じることがあります。かなり深くまで探らないと爪棘は見つからないことが多く、こういったケースではエコーなども併用しながら工夫しつつ除去する必要があります。

爪棘でなければ、ガター法や３TO法などで食いこんだ爪を処置すれば、爪を切らずにすむこともあります。また、仮に切ってしまっても、アクリル樹脂で修正すれば治療が可能です。

ガター法

側爪郭をチューブの中で伸長させて、皮膚を爪の食いこみから保護する治療法です。施術時には、局所麻酔を行います。入浴や歩行など日常の生活動作に支障が少ない治療法として、知られています。

3TO法

ワイヤーを爪の形態に合わせて形成し、爪の左右にかけて巻き上げることで、形態を矯正する治療法です。出血や痛みを避けるというメリットがありますが、保険適用ではなく、自由診療となります。

前縁型陥入爪
（ぜんえんがたかんにゅうそう）

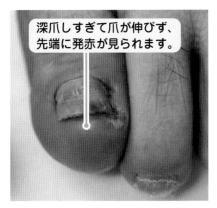

深爪しすぎて爪が伸びず、先端に発赤が見られます。

- 前縁型陥入爪は、俗にいう深爪（爪を短く切りすぎること）で生じます。

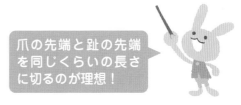

爪の先端と趾の先端を同じくらいの長さに切るのが理想！

☑肥厚爪
（ひ こうそう）

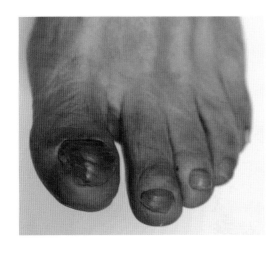

- 分厚くなった爪をまとめて肥厚爪といいます。
- 肥厚爪には厚硬爪甲、爪甲鉤彎症、爪白癬、黄色爪症候群などがあります。
- 白癬菌がいれば爪白癬ですが、肥厚した爪すべてが爪白癬ではないので間違わないようにしましょう。

☑二枚爪（反復性不完全爪甲脱落症）

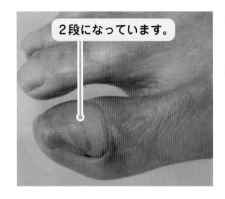

2段になっています。

● 二枚爪は、爪の先端部分や表面の層がはがれて爪がいくつかの層になるため生じます。
● 先端のほうは浮いてしまっていることが多く、何かに引っかかると危険なこともあります。

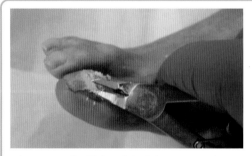

浮いている先端側の爪を除去してみると…

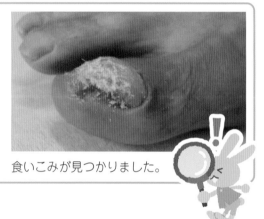

食いこみが見つかりました。

☑爪甲鉤彎症

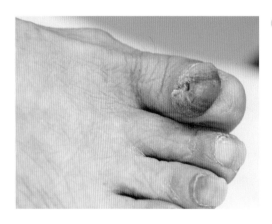

● 爪甲鉤彎症では、爪が角のような鉤型に曲がり、分厚くなって皮膚に食い込み、圧迫感や痛みが生じます。

☑爪甲剥離 （そうこうはくり）

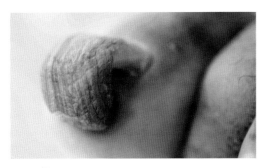

- 爪甲剥離は、爪が浮いている（爪甲が爪床と離れている）状態です。
- 爪甲剥離を起こす原因は、爪白癬、爪の伸ばしすぎ（伸びた爪が彎曲して先端に食いこみ、徐々に浮く）、ペディキュア、抗がん薬で生じるものなど、多彩です。

> 爪が剥離すると爪の先が靴下にひっかかり、出血することがあるので気をつけましょう！

☑爪下血腫 （そうかけっしゅ）

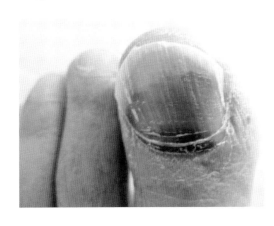

- 爪下血腫は、足をぶつけるなどして爪の下に生じた内出血のことです。
- メラノーマに見えることもありますが、日ごとに色が薄くなり、爪が伸びると同時に移動していきます。
- 爪が伸びていると起こりやすいので、気をつけましょう。

☑メラノーマ（悪性黒色腫）（あくせいこくしょくしゅ）

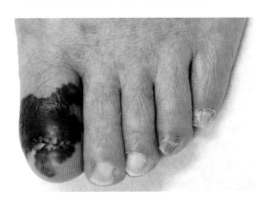

- メラノーマは、いわゆるほくろの"がん"です。
- 皮膚がんのなかで最も悪性です。
- 爪の部分にできることもあります（爪そのものにはできません）。
- おかしいと思ったら、すぐに医師へ連絡しましょう！

27

☑炎症性疾患に伴う爪の変化

●粗造（ざらざら）で半透明の爪や萎縮した爪、表面に陥凹した点を伴う爪などが挙げられます。

●円形脱毛症、扁平苔癬（へんぺいたいせん）、アトピー性皮膚炎、乾癬（かんせん）などで生じることがあります。

●爪白癬と間違えられることがあります。

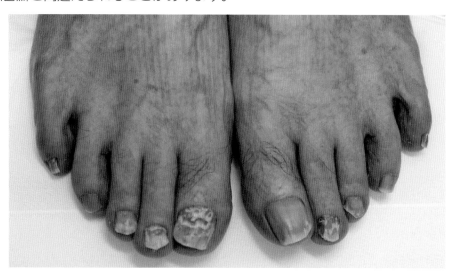

胼胝・鶏眼

☑胼胝（べんち）（たこ）

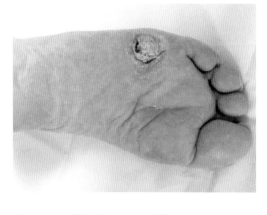

●胼胝は、力が集中するところに角質が増生したものです。

●特に関節部位に好発します。

●足の変形、歩き方の癖などで起こるので、自分にあった靴を選ぶことが重要です。ひどい場合は、足のかたちにあった中敷きをつくると、できにくくなります。

●できた胼胝は早めに削りましょう。放置すると潰瘍の原因になったり、痛みを避けるためにおかしな歩き方になった結果、腰などをいためることがあります。

☑ 鶏眼（うおのめ）

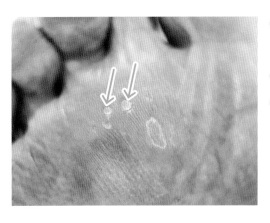

- 鶏眼は、角質が内部方向に増生したものです。
- 芯があるのが特徴です。
- スピール膏®など角質融解薬は貼っても歩いているうちにずれるうえ、角質が浸軟してバリア機能が低下し、細菌感染を起こしやすいので使用しないほうがよいでしょう。

- うおのめパッドは、ずれなければある程度の予防的効果はありますが、サリチル酸含有のものは、ずれたときに問題が起こるので、除圧効果のみをねらったドーナツ状のものが望ましいです。

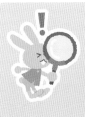

疣贅（いぼ）は鶏眼と似ているので間違わないように気をつけましょう。表面が粗造（ざらざら）で、隆起していることがあります。胼胝や鶏眼は圧力に反応して生じますが、疣贅はウイルスによって生じるため増殖します。ウイルスそのものに効く薬剤はないので、患部を液体窒素で凍らせて、疣贅もろとも壊死させて治療します。

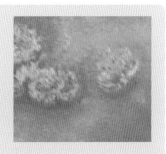

☑胼胝のケア

治療前

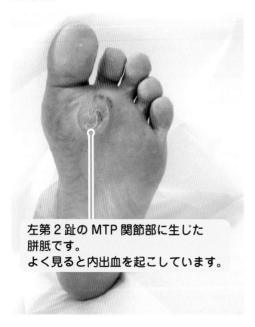

左第2趾のMTP関節部に生じた胼胝です。
よく見ると内出血を起こしています。

胼胝を削ったところ

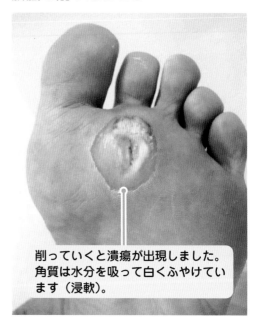

削っていくと潰瘍が出現しました。角質は水分を吸って白くふやけています（浸軟）。

胼胝の原因

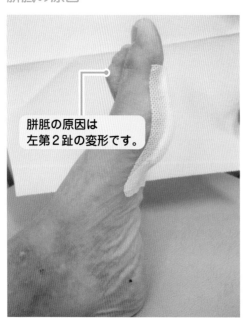

胼胝の原因は
左第2趾の変形です。

再発予防のためのケア

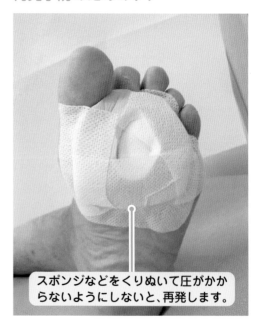

スポンジなどをくりぬいて圧がかからないようにしないと、再発します。

角化・亀裂

● 角化の原因には、足の手入れ不足、足白癬、甲状腺の病気などがあります。

● 地面のひび割れに水をまくとなおるのと同じで、亀裂がある場合はワセリンなどをたっぷり外用することでかなり改善します。

● 亀裂の部分にはステロイドを外用すると治癒が早まります。

● 亀裂の原因として見落としてはならないのは、コレステロール結晶塞栓症です。

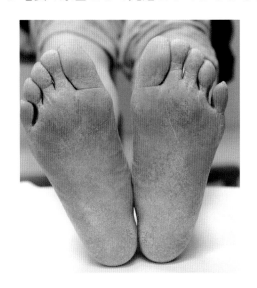 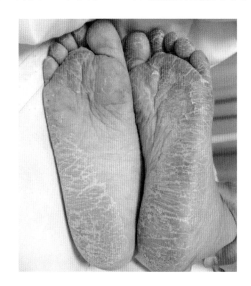

☑ 角化・亀裂と掌蹠膿疱症の比較

角化・亀裂

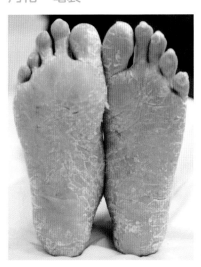

掌蹠膿疱症

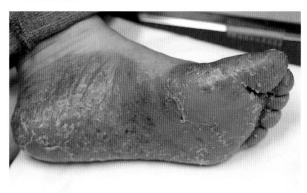

⬆ 炎症を伴って赤くなっている場合は、乾癬や掌蹠膿疱症の可能性があります。

⬅ このように亀裂がひどいと歩くことも困難になります。

☑ 亀裂とコレステロール結晶塞栓症の比較

● コレステロール結晶塞栓症とは、動脈硬化に伴ってできたコレステロールの固まりがつぶれて、末梢の血管に流れていくことで、細い血管が詰まる疾患です。

● 右の写真のように足底以外に亀裂がみられた場合は、コレステロール結晶塞栓症を念頭に置く必要があります。

亀裂

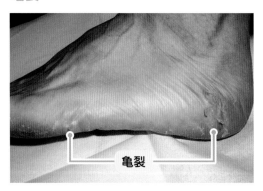

亀裂

コレステロール結晶塞栓症

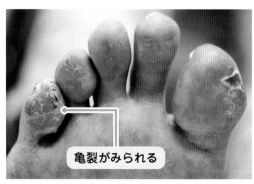

亀裂がみられる

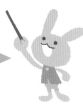

この例では足趾の色調はチアノーゼを示し、血流不全が疑われます。

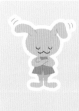

コレステロール結晶塞栓症の成り立ち

動脈硬化では、図のように動脈の壁の中にコレステロールの固まりが取りこまれます。コレステロール結晶塞栓症はこれがつぶれて、飛び出した中身が足の小さい血管に詰まって起こります。

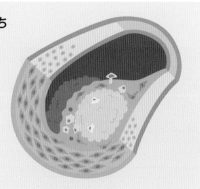

水疱
（すいほう）

- 水疱は表皮の途中もしくは下方の真皮との境目に隙間ができて、体液がたまった状態を指します。表皮の途中でできた水疱は表皮内水疱といって、ふにゃふにゃですが（弛緩性水疱）、表皮下水疱はぱんぱんになるので痛みを伴うことがあります（緊満性水疱）。
- できた水疱をつぶすべきかどうかについては、ケースバイケースですので、医師に相談しましょう。
- 足に水疱をつくる原因は、糖尿病によるもの、靴擦れ、やけどなどがあります。
- 靴擦れの場合、水疱の性質は浅いものが多いです。

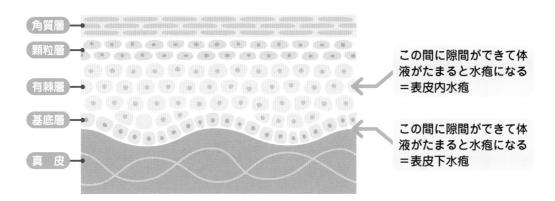

角質層

顆粒層

有棘層

この間に隙間ができて体液がたまると水疱になる＝表皮内水疱

基底層

真皮

この間に隙間ができて体液がたまると水疱になる＝表皮下水疱

☑ 下腿にできる水疱①：末梢動脈疾患（PAD）

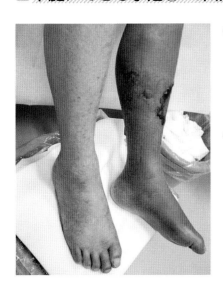

- 下腿にできる水疱は、熱傷、浮腫、水疱症という皮膚の病気などで起こります。いろいろな原因がありますので、皮膚科に相談するのがよいでしょう。
- 写真は末梢動脈疾患（peripheral arterial disease；PAD）で起こったものですが、左右の下肢の色調がまったく違ううえ、実際に触ってみると左肢は極度の冷感を伴っています。虚血性変化では水疱を生じることもあり、重症例ではこのケースのように血疱も混じります。

33

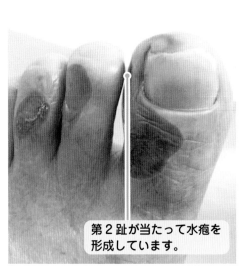

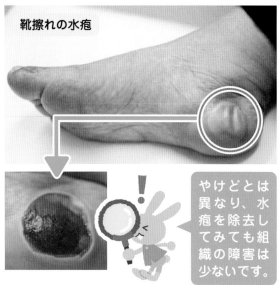

靴擦れの水疱

第2趾が当たって水疱を
形成しています。

やけどとは
異なり、水
疱を除去し
てみても組
織の障害は
少ないです。

☑下腿にできる水疱②：水疱症

● 聞き慣れない病気だと思いますが、大きく天疱瘡と類天疱瘡に分けられます。

● 類天疱瘡は高齢者にときどきみられます。写真のように緊満性水疱ができるのが
特徴です。ただし、入院して治療しないといけない病気ですので、水疱を見つけ
たら医師に報告するようにしましょう。

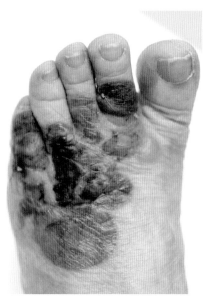

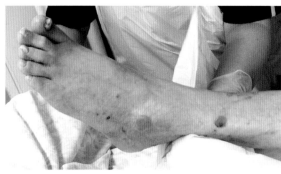

足の変形

● 足の変形は神経障害、麻痺、加齢、関節リウマチなどによって起こります。

● 足の変形は、「足趾レベルの変形」と「足全体レベルの変形」の2つに分類されます。これに縦・横・高さの3次元的な解析を加えます。

● 関節脱臼や骨折が起こると、シャルコー関節※を形成します。

足趾レベルの変形	垂直方向の変形	ハンマートゥ、クロウトゥ
	水平方向の変形	外反母趾、内反小趾
足全体レベルの変形	垂直方向の変形	凹足、甲高、扁平足、尖足
	水平方向の変形	開張足

※神経障害性関節症ともいいます（シャルコーは人名）。神経障害により変形、破壊された関節を指します。急性期には発赤、腫脹、熱感といった感染症とよく似た症状を呈するので、鑑別が困難です。

☑足底のアーチ

● 足底には「アーチ」と呼ばれる弓形のカーブが3つあります。踵、母趾MTP関節、小趾MTP関節の3点を結ぶ三角形がこのアーチの構成要素です（参照 p.14）。

● アーチは、板バネのように作用して足にかかる力を吸収・分散しています。

● 神経障害や靴などでアーチの形が崩れると、足全体レベルでの変形が起こります。

● 手術が困難なことが多いので、装具で対応することがほとんどです。

☑外反母趾、内反小趾
がいはんぼし　ないはんしょうし

● 文字どおり、母趾が外側に変形、小趾が内側に変形したものです。特に、ハイヒールを履いていると起こりやすいといわれています。

● 頻度としては外反母趾のほうが多いです。

● 突出したMTP関節で摩擦による潰瘍を生じやすいので、注意が必要です。

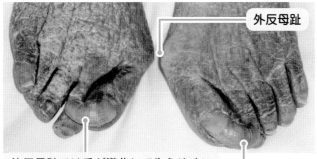

外反母趾

外反母趾では爪が彎曲して生えやすい

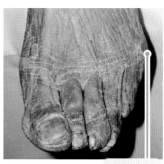

内反小趾

☑ クロウトゥ、ハンマートゥ

- クロウトゥもハンマートゥも運動神経障害により生じる足趾の変形の一つです。このほかにマレットトゥというのもあります。これらを細かく分類する必要はあまりないと思います（クロウトゥとハンマートゥのどちらにすればよいか悩むことも多いので）。
- クロウトゥではワシやタカの爪のように、獲物をわしづかみするような形が特徴です。これはクロウトゥにおいてMTP関節が過伸展し、PIP関節、DIP関節が屈曲するためです。
- ハンマートゥはDIP関節が屈曲しないので、文字どおりハンマーのように見えます。

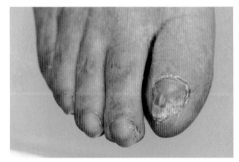 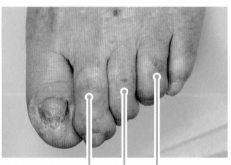

左足は麻痺側で第2〜4趾のPIP関節が屈曲し、さらに靴とこすれてびらんになっています。

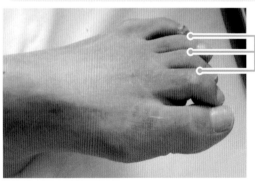

PIP関節が屈曲しています。

ハンマートゥではMTP関節の過伸展はありませんが、PIP関節が屈曲します。

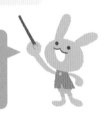

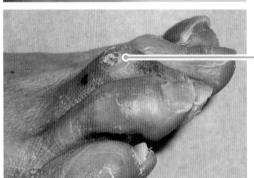

クロウトゥやハンマートゥでは、関節突出部が靴にこすれて潰瘍形成するので、注意が必要です。

☑ 尖足（せんそく）

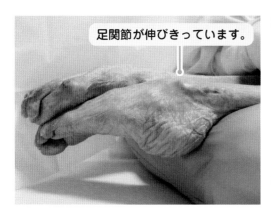

足関節が伸びきっています。

- 尖足は足関節が足底方向へ伸びきったものをいいます。ほとんどが脳梗塞などの寝たきり患者さんでみられますが、長期にわたる病臥中の足の重み、あるいは掛け布団の圧迫（習慣性尖足）などで起こることもあります。
- 尖足での歩行は難しいので、変形をおさえるような工夫をします。たとえば、体位変換や足板により足関節を直角に保つなどが効果的です。
- 上の写真のように前足部も屈曲しているケースでは、足趾同士の重なりによって足白癬や潰瘍などができていないか確認しましょう。

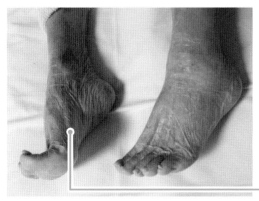

この変形には特別な名称はありませんが、脳梗塞による麻痺で前足部が背屈しています。

☑ 開張足（かいちょうそく）

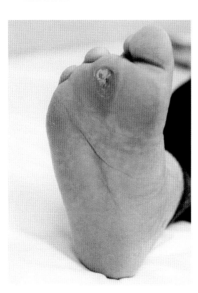

- 開張足は足の横方向のアーチが崩れることで起こります。特に糖尿病における運動神経障害によることが多いです。
- 写真は、第3趾MTP関節が地面に接しています。その結果、胼胝ができて、潰瘍化しています。この例ではクロウトゥも合併しているので重症化がみられます。

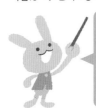

健常な人でも歩かないと靱帯が弱くなり、アーチが崩れてきます。予防は足の筋肉を鍛えることですが、歩くのが難しい場合はストレッチでも効果があります。

☑扁平足

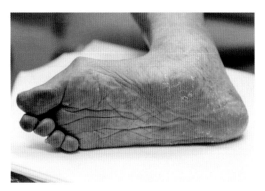

- 扁平足は縦アーチが崩れることで起こります。
- 足底がほとんど接地して、土踏まずが消失しています。

☑関節リウマチにおける足趾の変形

- 関節リウマチでは、さまざまなパターンの足変形が観察されます。

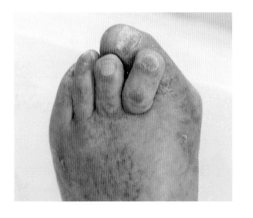

☑甲高

- 甲高はハイアーチともいわれます。足の骨の大きさや並び方などによって起こるものです。合う靴が少ないので困る人がいます。

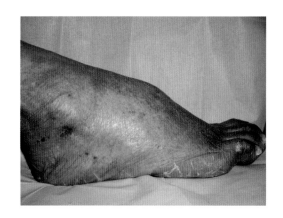

ここに注意！
足趾の変形がある場合は、摩擦が生じて潰瘍化する恐れがあります。写真はハンマートゥの摩擦による潰瘍です。

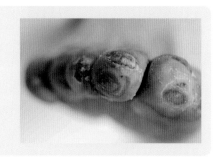

Kissing ulcer
キッシング アルサー

- Kissing ulcerは正式な病名ではありませんが、これに相当する適当な呼び方がないため、キスしたように趾の両側にできた潰瘍を暫定的にこのように呼ぶことがあります。

- 足趾の変形、浮腫、合わない靴の圧迫などによって、関節突出面が当たることにより持続的な虚血を生じます。これが引き金となって反対側にまで潰瘍を生じることがあります。

- 治療は除圧が基本です。高齢者の場合、座りっぱなしで足に浮腫が生じていないか、靴の内側にすり減りがないか、リウマチのような変形がないか足趾の十分な観察を行いましょう。

- すべての趾を広げて確認します。そのついでに趾間型足白癬のチェックもしておきましょう。

Kissing ulcerの例

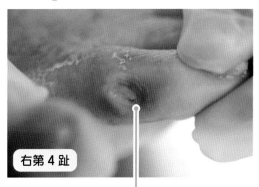

右第4趾

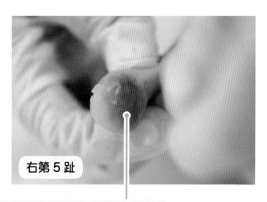

右第5趾

虚血性病変の場合、先端部から壊死が起こりますが、この例では右第4趾DIP関節の突出面より病変が進行し、腱がみえています。右第5趾も圧迫によって発赤がみられます。

"ulcer" ってなに？
アルサー

日本語に訳すと潰瘍のことです。びらん（参照 p.42）と異なり、真皮およびそれよりも深い欠損を伴ったものを指します。皮膚だけに限らず、胃潰瘍や口内炎など、粘膜面でも発生します。

すべての足趾にkissing ulcerが生じた例

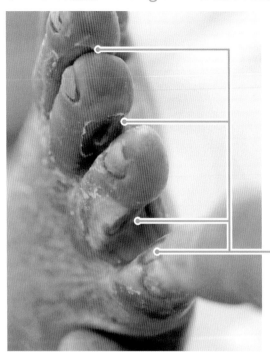

DIP 関節を中心に白色壊死を
示しています。

● この例では、以前足の浮腫（むくみ）がひどかった時期があり、そのときにぱんぱんに腫れた足趾の関節同士が当たっていたときに起こったもののようです。

● よく見ると趾間型足白癬も合併しています。

壊死と壊疽は、どう違うの？

壊死は、細胞が死んでしまった状態を指します。壊死した部分を取り除いて、もとどおりに再生する可能性があるものが潰瘍、どう治療しても再生不可能なものが壊疽と理解するのがよいでしょう。

上の写真は壊死を取り除いても、骨まで障害されているためにもとどおりの趾になる可能性はなく壊疽といえます。下の写真は、肉芽が増生すれば治ると予想されるので壊死です。

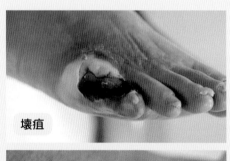

壊疽

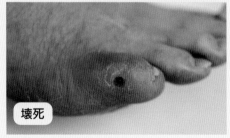

壊死

40

低温やけど

● 低温やけど（熱傷）では組織深くまで障害を受けます。

● 健常人でも気づかないことがあります。

● 糖尿病患者では、さらに神経障害のために発見が遅れます。

● カイロや湯たんぽでも起こりますが、ストーブに当たっていても感覚が鈍ければ生じることがあります。

● 治療には数カ月かかることもしばしばです。

☑ 水疱ができたケース

受傷直後

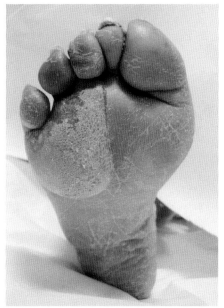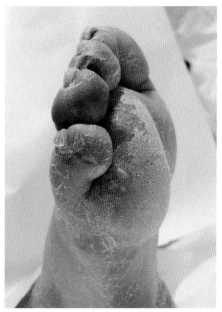

境界が明瞭な緊満性水疱で一部が血疱になっています。

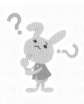
"血疱（けっぽう）"ってなに？
水疱の内容物は体液なので透明ですが、これに血液成分が混じったものを血疱と呼んでいます。
内部で出血するような重大な状態になっているので、単なる水疱よりも重症と考えてよいでしょう。

受傷1週後

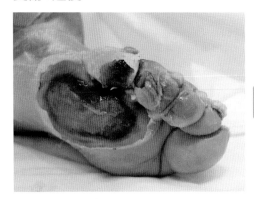

水疱が破れてびらんになっています。

受傷3週後

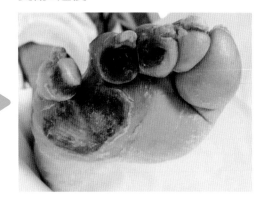

水疱は乾燥しましたが、深い壊死組織となりました。

☑水疱のできなかったケース

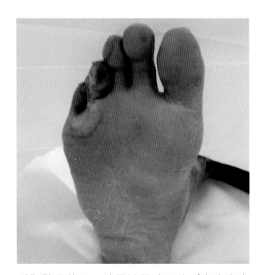

受傷数日後で、境界は明瞭ですが水疱内容はほぼ吸収されています。

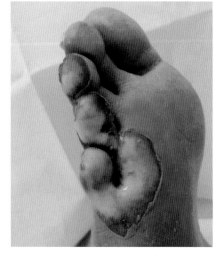

水疱内容を除去すると、白色に壊死していました。

"びらん"ってなに？

図は皮膚の断面図です。上から、表皮、真皮、皮下組織となっています。これらのうち、表皮が欠損した状態をびらんといいます。

また、表皮剥離も同じ欠損ですが、一般的には疾患により生じたものをびらん、テープを剥がしたときに生じる人工的なものを表皮剥離という使い分けがされています。

表皮
真皮
皮下組織

細菌感染症

- 感染症とは病原体が増殖することで発生する疾患です。
- 病原体には、細菌、ウイルス、真菌などがあります。
- 爆発的に増殖する病原体が急性感染症を起こします。
- 足の疾患では、細菌が急性感染症の原因です。

☑靴擦れから発生した細菌感染症（蜂窩織炎）

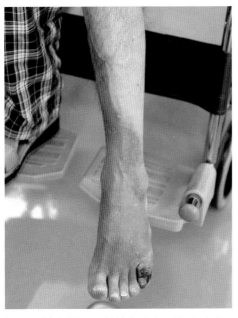

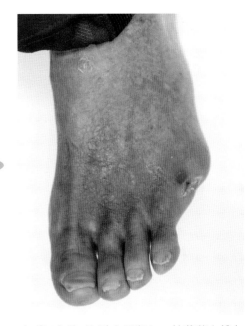

新しい靴を履いて靴擦れを起こしたあと、左第5趾が黒変し、さらに腫れてきたと来院しました。

すぐに左第5趾を切断し、抗菌薬を投与して3カ月後に治癒しました。

正しい靴の選び方

日本で靴を買うときは、長さばかり表示してありますが、大切なのは**前足部がフィットしているかどうか**です。この部分をトゥボックス（toe box）といいます。

結局、上の写真のケースでも、トゥボックスがあっていなかったことから悲惨な結果になりました。

43

☑壊死性軟部組織感染症

● 慢性腎不全で透析通院中の患者さんが、急に足が腫れてきたと受診しました。

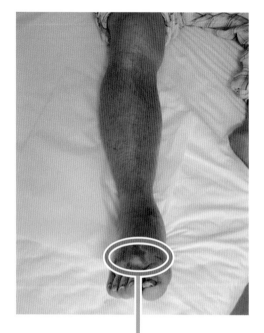

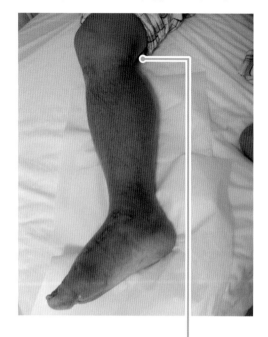

ここまで発赤がみられ、膝上までの感染を疑いました

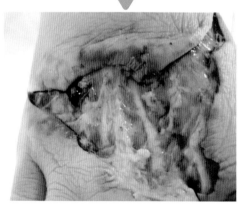

● 患者さんには思い当たるきっかけがない そうですが、糖尿病も合併しており、神経障害で痛みがわからない人でした。

● 足背を切開すると、組織が融解壊死を起こしていました。

● 出血もほとんどみられませんでした。

● このあと緊急手術で大腿切断となりました。

ここに注意！
細菌感染症には、蜂窩織炎、壊死性筋膜炎、ガス壊疽などがあります。重症な場合は全身に菌が回って死亡することもあるので、注意が必要です！

2 問診のポイントをマスターしよう！

問診のポイントをおさえて、患者さんのフットケアを適切に行いましょう！

問診のポイント

● 問診は患者さんとはじめて言葉を交わす瞬間です。これからずっと患者さんとかかわっていくうえで、最も重要なステップといえます。時間をかけて、聞き漏らしのないよう、十分な問診をとりましょう。

看護師など医療スタッフが行う問診は、医師をサポートするために絶対に必要です！

フットケアを必要とする人は、独居であったり身寄りのない人であったりすることが結構多いです。

☑おさえておきたい患者さんの情報

● 日常生活動作（activities of daily living；ADL）
（どの程度まで自分で身の回りのことができるか）
● 家族構成
● 面倒をみているキーパーソン
● 介護を受けていればその介護度
● 訪問看護やヘルパーの介入状況
● デイサービスなどの利用状況
● 入浴回数とその方法

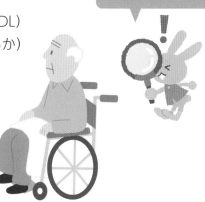

☑おさえておきたい病気や薬の情報

● 病気がいつからあるのか
● いま服用している薬は何か
● サプリメントなどは飲んでいないか
● 薬のアレルギーはないか
● いままでかかっていた医療機関はどこか
● 既往歴はないか（手術を受けたことがあれば、人工関節やペースメーカーなどが体内に入っていないか）

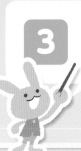

3 視診のポイントをマスターしよう！

視診のポイントをおさえて、患者さんのフットケアを適切に行いましょう！

視診のポイント

● まず足そのものを見ます（参照p.35）。

● 患者さんの履いている **靴下** 、 **靴** などを見ることは重要です。靴下は滲出液で濡れていないか、靴は内側が擦れて欠損していないかなどがポイントになります。

● **インソール** （靴の中敷き）もすり減ったり、合わなくなってくることがあるので、ときどきチェックする必要があります。

● **車いすの患者さん** は、移送時に医療スタッフの不注意により外傷性潰瘍をつくることがあります。

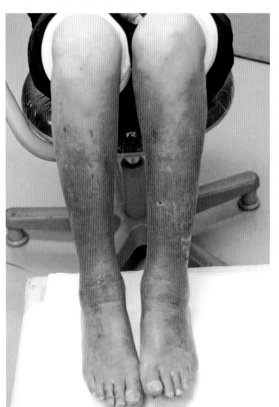

☑視診ではどこを見るの？

● 写真のように足（足関節から爪先まで）に問題がなくても、下腿（膝から足関節まで）に傷がある場合もあります。下肢全体（大腿から爪先まで）の観察が必要です。

● ①下腿、②足、③足底、④爪、⑤趾間の順に観察すれば、見落としがないでしょう。

● 写真のように下腿に発赤があれば、実際に触ってみて熱感がないか確認します。

インソール（靴の中敷き）

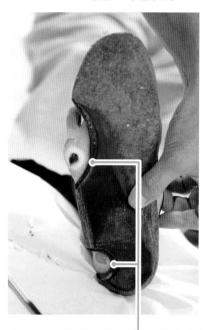

インソールの欠き取りが大きすぎる
と予防効果が出ないことがあります。

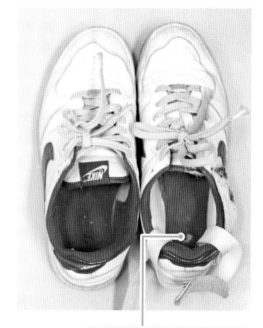

中敷きの異常な減り方は足が
こすれている可能性大！

車いすの患者さん

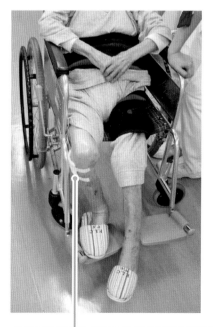

患者さんの座りぐせで圧迫がかかって
いる箇所がないか確認しましょう！

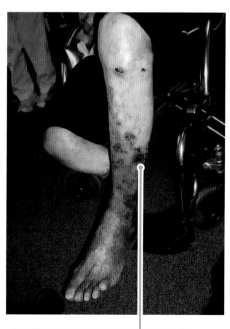

移送中に患者さんの下肢をぶつけて
いないか確認しましょう！

第2章 アセスメント編 3 視診のポイントをマスターしよう！

4 触診のポイントをマスターしよう！

足のどこを触診するかについて覚えたうえで、拍動の有無をアセスメントしましょう！

足の主要な動脈

- 触診は慣れるまでは結構難しいです。しかし、触ることで、患者さんの足が冷たいかどうかといった情報まで得ることができます。

- 触診は一種のボディコミュニケーションでもあるため、患者さんが「何かしてもらっている」といった安心感をいだくきっかけにもなります。

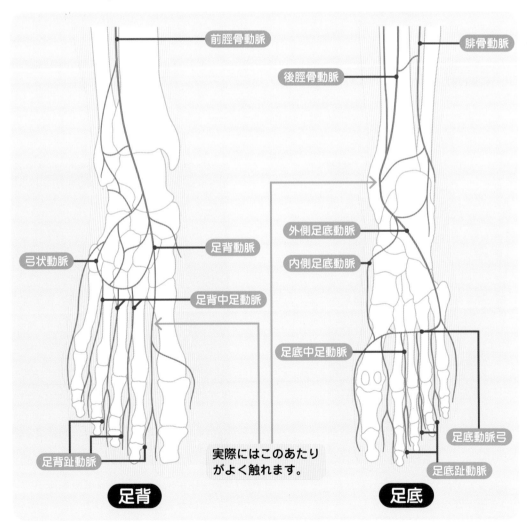

前脛骨動脈

腓骨動脈

後脛骨動脈

弓状動脈

足背動脈

外側足底動脈

内側足底動脈

足背中足動脈

足底中足動脈

足背趾動脈

実際にはこのあたりがよく触れます。

足底動脈弓

足底趾動脈

足背

足底

下肢動脈の触診部位

☑足背動脈の触診

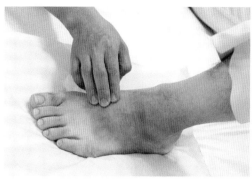
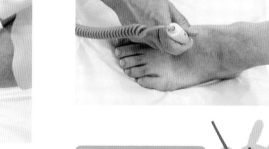

ドップラー血流計が
あればさらに便利！

☑後脛骨動脈の触診

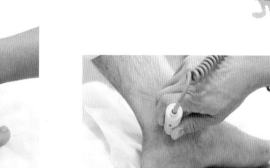

膝窩動脈

後脛骨動脈

足背動脈

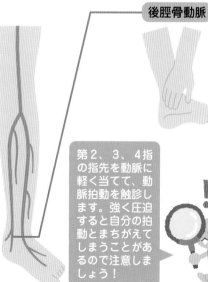

第2、3、4指
の指先を動脈に
軽く当てて、動
脈拍動を触診し
ます。強く圧迫
すると自分の拍
動とまちがえて
しまうことがあ
るので注意しま
しょう！

5 評価方法と検査結果の見方をマスターしよう！

聴診、血圧脈波検査、モノフィラメント法で患者さんの足を適切に評価しましょう！

血流計を使った聴診のポイント

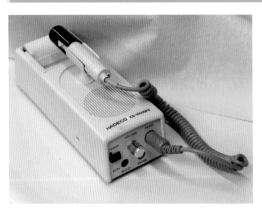

- 聴診は普通の聴診器でもできますが、ドップラー血流計を使うと便利です。正常では「ピュン、ピュン」といった感じの拍動が聞こえます（自分の足で一度試してみましょう）。
- 血流計のボリュームを一杯にして何とか聞こえるようでは、プローブを当てる場所が不適当か、本当に血流が悪いかのどちらかです。
- 規則正しい拍動か、「ザーッ、ザーッ」といったよくない音がしないか、不整脈はないか、などに注意します。

血圧脈波検査の評価のポイント

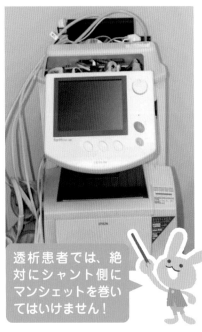

透析患者では、絶対にシャント側にマンシェットを巻いてはいけません！

☑足関節上腕血圧比（ABI）を使った評価

- 足関節上腕血圧比（ankle brachial pressure index；ABI）は同時に測定した上腕と足関節の収縮期血圧の比です。

ABIが0.9以下	下肢循環障害の存在が疑われます。
ABIが1.3以上	高度の動脈硬化状態（石灰化）を示します。

☑上腕足関節脈波伝播速度（baPWV）を使った評価

- 上腕足関節脈波伝播速度（brachial-ankle pulse wave velocity；baPWV）は、上腕と足関節に装着した計器からオシロメトリック法によって脈が伝わる速度を計測します。
- 年齢とともに平均値は上昇しますが、おおむね1,600cm/秒以上では血管が硬いと考えられます。

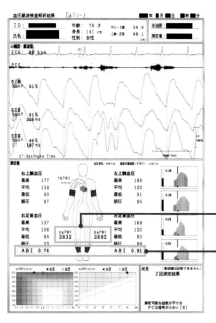

☑ 解釈の仕方

❶ ABIをまず見ます。

➡ **低ければすぐに医師に報告します！**

❷ ABIが正常でも、baPWVが3,000cm/秒以上の場合は、血管の石灰化が特に疑われます。

❷ baPWV が1,600cm/秒をかなり上回っています。

❶ 右のABIは0.8を下回っています。

モノフィラメント法の評価のポイント

● モノフィラメント法はナイロンでできた細い繊維を用いて行う、触覚の検査です。

● 5.07のモノフィラメントを押し当てて触った感覚がなければ、糖尿病性神経障害の可能性が高いです。

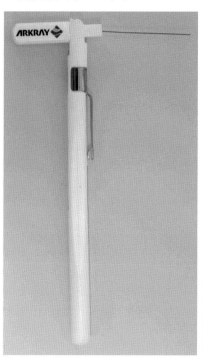

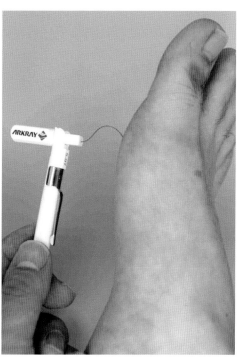

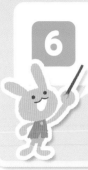

6 フットケアの必要性を判断しよう！

フットケアが患者さんにとって必要かどうかを判断するためには、ハイリスクの患者さんの特徴を知ることが大切です。それにより、患者さんの足病変の早期発見や重症化予防にもつながるケアを行えます。

ハイリスクの患者さんを見つけよう

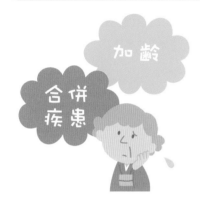

- 足病変を生じやすい、あるいは重症化しやすい患者さんの背景を理解しましょう。
- 加齢（視力低下、手先が器用に使えなくなる）、合併疾患（糖尿病、関節リウマチ、末梢動脈疾患など）などに気をつけましょう。

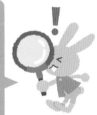

局所の状態としては、血流（色調、触診）、感染（発赤、熱感）、足の変形（甲高、凹足、扁平足、開張足、外反母趾、内反小趾）、多毛、光沢（テカリ）、浮腫、皮膚の菲薄化などが注意すべきポイントです。

足病変の早期発見

☑関節部に生じた小さな創傷

- ハンマートゥやクロウトゥなどの変形があれば、PIP関節やDIP関節などの突出面と靴のうち貼りとの摩擦で小さな傷ができます。

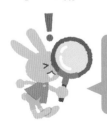

細菌感染を起こすと、関節が破壊され、腱に沿って趾の根元まで病変が拡大します。

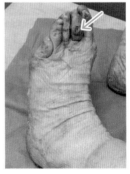
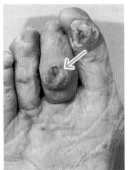

メディカ出版のおススメ！ ⑩ 2023

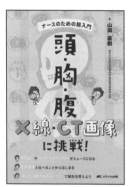
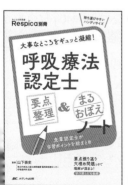

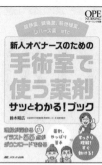

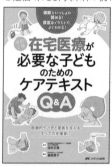
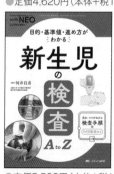

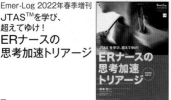
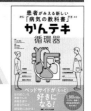
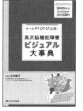
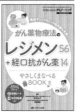
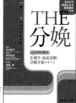

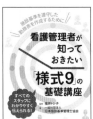
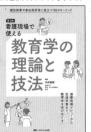
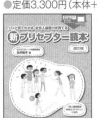

☑爪甲剥離の重要性

● 爪甲は爪床と密着して伸長しますが、これが剥がれると爪甲剥離という状態になります。

● 爪甲剥離をきたす疾患は爪白癬や打撲などいろいろありますが、意外に気がつかないのが爪の下に生じた潰瘍です。

● 内部で感染を起こして膿を外へ出そうとして爪床の部分が自壊する、逆に側爪郭の一部が剥離したところが感染を起こして潰瘍化するなどの機序が考えられます。

足の変形のほかにも、ときどきみられる意外な足病変があるので注意しましょう。

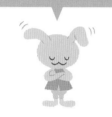

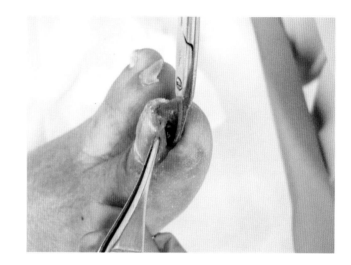

重症化予防のポイント

　重症化するポイントは、虚血、細菌感染、胼胝・鶏眼、外的要因など、主に4つあります。

☑虚血

● 寝たきりや座りっぱなしの患者さんは、ずっと同じ部位に圧がかかり続けるため、褥瘡と同じような機序で悪化します。

● 特に腹筋が弱っている高齢者や肥満患者では、仰臥位で足が外転してしまい、外踝や小趾MTP関節外側などに褥瘡を生じやすくなります。

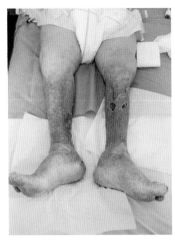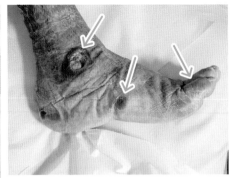

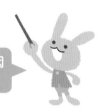

圧による血流不全が主な要因
となるため、注意！

☑細菌感染

- 滲出液の多い潰瘍部位や雨天な
どでガーゼが濡れたまま放置し
ていた場合は、気をつける必要
があります。

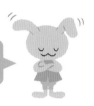

細菌は温度と湿度が上がると
爆発的に増殖します。

☑胼胝・鶏眼

- 関節部分は圧力がかかりやすい
ため、胼胝や鶏眼を治療せずに
放置しないよう気をつけます。

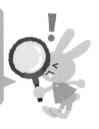

胼胝の好発部位であるMTP
関節、外反母趾や内反小趾に
伴うsoft corn（鶏眼）由来
のkissing ulcerなどで感染
を伴うと、重症化します。

☑外的要因（履物など）

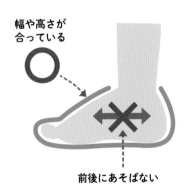

幅や高さが
合っている

前後にあそばない

- 歩いたときに、靴の中で足の前後に遊びがで
きないようにします。
- 靴の前足部における幅や高さが足に合ってい
るものを選びましょう。

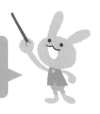

靴の中で摩擦による小さな傷
や、胼胝、鶏眼などをつくらな
いために大切なポイントです！

フットチェック票の例

● 視診、触診、血流、神経の評価を行い、足の観察を終えたら、フットチェック票に記入しましょう。

フットケア記録

実施 ＿＿＿＿＿＿＿＿＿＿

主治医確認 ＿＿＿＿＿＿＿＿＿＿

年　　月　　日

	右		左	
後脛骨動脈・足背動脈触知	有	無	有	無
足先冷感	有	無	有	無
視力障害	有	無	有	無
モノフィラメント法				

足の観察
① 色
② 乾燥
③ 変形
④ 爪の変形
⑤ 胼胝・鶏眼
⑥ 創傷の有無
⑦ 靴の変形
　右（　　　　　　　　）
　左（　　　　　　　　）

実施	足浴・爪切り・巻き爪処置・胼胝削り・鶏眼削り・角質削り・軟膏塗布（　　　　　）

前　　　　　　　　　　　　　　　　　後

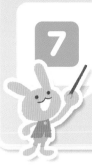

7 アセスメントの実際を見てみよう！

たくさんの患者さんの足を見て、アセスメントの仕方を少しずつ覚えましょう！

アセスメントの実際①

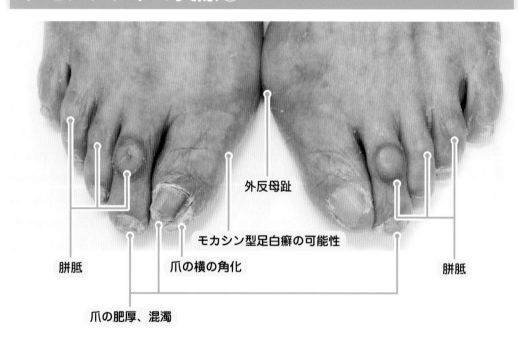

胼胝

爪の肥厚、混濁

爪の横の角化

モカシン型足白癬の可能性

外反母趾

胼胝

- この患者さんは **糖尿病の可能性が高い** と思われます。なぜなら、感染症（足白癬）と胼胝（指趾背側関節面に生じる場合は「ナックルパッド」ということもあります）がみられるからです。

- 爪白癬があり、モカシン型足白癬という重症型の白癬菌感染が疑われます。しかし一方で、PIP関節に胼胝が多発しているわりに、ハンマートゥやクロウトゥがはっきりしません。こういう場合には、靴が合っていないか、よく正座をするかなどをチェックすることも必要です。

- 足の変形が軽度で白癬症が重度である場合は、ステロイド糖尿病になっていないかを確認しましょう。ステロイドの副作用として感染症になりやすい反面、足の変形をきたすような神経障害は起こりにくいからです。こういったことから、服用している薬の問診は重要です。

アセスメントの実際②

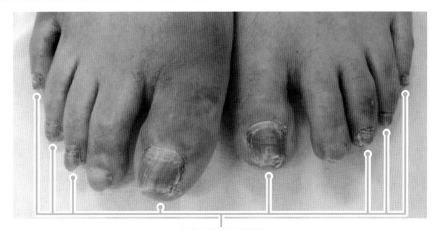

爪の肥厚と混濁

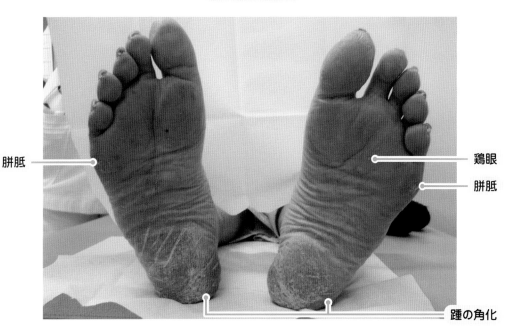

胼胝　　　　　　　　　　　　　　　　　　　　　　鶏眼

胼胝

踵の角化

● この患者さんは、足の手入れが行き届いていない 高齢者 か、 比較的軽度な 糖尿病 と思われます。

● 爪の肥厚と混濁は、おそらく爪白癬と考えてよいでしょう。踵の角化は手入れ不足か、足白癬か、軽石で毎日ごしごしこすった結果などが予想されます。

● 胼胝や鶏眼は健常人でもできるので、誰かがフットケアの介入をすることでかなり改善が期待できるケースです。

アセスメントの実際③

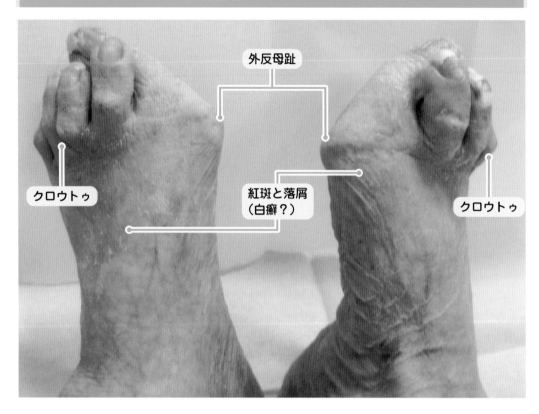

外反母趾

クロウトゥ

紅斑と落屑
（白癬？）

クロウトゥ

左の爪先

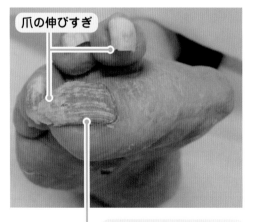

爪の伸びすぎ

pitted nail（乾癬など
の皮膚病でみられる）
（たぶん爪白癬ではない）

右の爪先

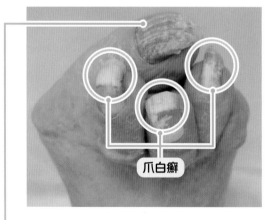

爪白癬

足底

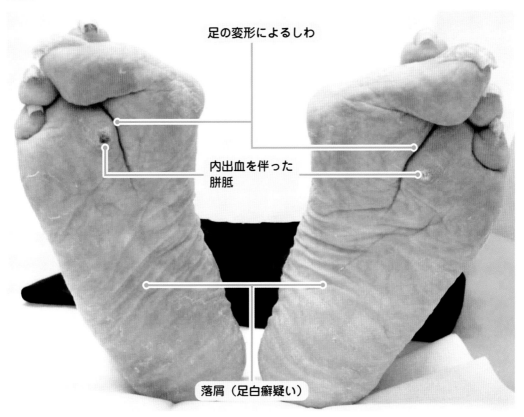

足の変形によるしわ

内出血を伴った
胼胝

落屑（足白癬疑い）

- 4枚の写真から、この患者さんは **関節リウマチ** だと思われます。

- 極度の関節変形によって外反した母趾の上に第2〜3趾が乗っています。これ
  だけの変形は糖尿病ではなかなかみられず、関節リウマチを疑うべきです。

- リウマチ患者は、免疫抑制薬を服用していることが多いので、白癬症にかかり
  やすいです。通常みられない足背にまで紅斑と落屑が観察されています。

- 横のアーチが崩れているので、両第3趾MTP関節に胼胝ができており、放置し
  たために血腫にまで進展しています。

- ここまで足の変形がひどいと、インソール（靴の中敷き）程度では対応が困難で、
  免荷装具をきちんと作製しないと再発を繰り返します。

アセスメントの実際④

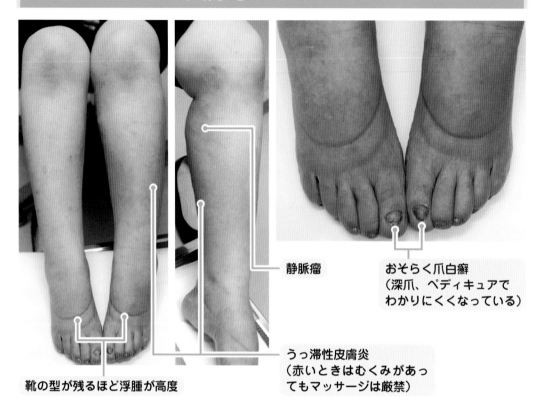

静脈瘤

おそらく爪白癬
（深爪、ペディキュアで
わかりにくくなっている）

うっ滞性皮膚炎
（赤いときはむくみがあっ
てもマッサージは厳禁）

靴の型が残るほど浮腫が高度

● この患者さんは、普通に歩くことができる60歳代の女性です。ところどころに、赤くて触ると硬い皮膚（板状硬結）が散在しています。また、左下腿内側に静脈瘤がみられます。足の先にいくにしたがい、浮腫がひどくなっています。

● 浮腫の原因には、心原性、腎性、甲状腺疾患、薬剤性などいろいろあります。この患者さんの診断は難しいですが、少なくともうっ滞があり **脂肪皮膚硬化症の初期** の状態になっています。心不全や末梢動脈疾患（peripheral arterial disease；PAD）がなければ弾性ストッキングをはいてもらうのが唯一の治療です。うまくはけない場合は、弾性ストッキング・圧迫療法コンダクターの指導を受けることもできます。

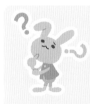

弾性ストッキング・圧迫療法コンダクターって？

日本静脈学会では、患者さんに弾性ストッキングを上手にはいてもらうために、弾性ストッキング・圧迫療法コンダクターという資格を導入しています。詳しくはホームページをご覧ください。

アセスメントの実際⑤

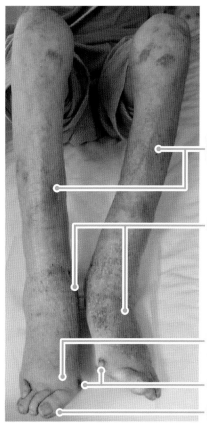

静脈が透けて
見えている

皮脂欠乏性皮膚炎

末梢にいくほど
高度になる浮腫

外反母趾

背屈している第1～4趾

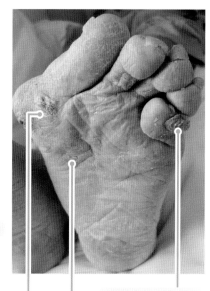

胼胝

伸びすぎて皮膚に
食いこみそうな爪

かなり長期間足浴されて
いないと思われる角化

● この患者さんの足の変形はかなり高度です。 **関節リウマチ** に罹患されています。

● 全体的に皮膚は薄いので、ステロイドを服用されていた可能性が高いと思われ

ます。そのため、浮腫も末梢に
いくにしたがい、高度になって
います。

● 伸びきった爪や、かなり硬くなっ
ている胼胝など、手入れ不足が
顕著です。ここまで変形がひど
いと、履きものを考えないとまた
た再発しますので、すぐに医師
に相談しましょう。

皮膚病変からみるステロイドの副作用

下肢の皮膚におけるステロイドの副作用は、皮膚が薄くなることで引き起こされるものがほとんどです。すぐに内出血を起こしたり、浮腫がひどかったりする場合は、皮膚をつまんでみて、どれくらい薄くなっているかを確認するとよいでしょう。

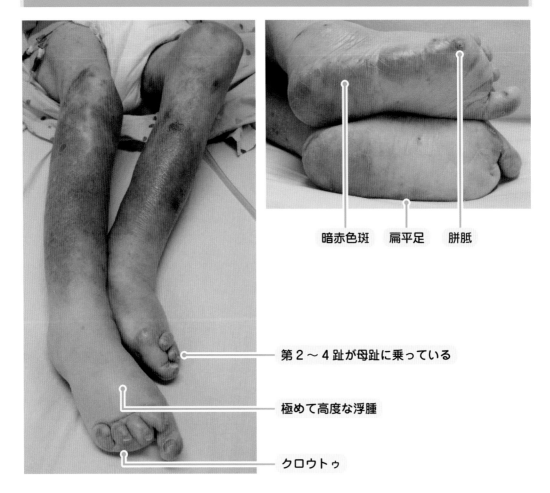

暗赤色斑　扁平足　胼胝

第2～4趾が母趾に乗っている

極めて高度な浮腫

クロウトゥ

● 実はこの患者さんも **関節リウマチ** です。右足のクロウトゥだけみれば糖尿病かなと思ってしまいますが、これだけひどい左足の変形は糖尿病ではなかなかみられません。

● 末梢にいくほど高度な浮腫も、下腿にみられる内出血も、ステロイドを服用している患者さんを想像させます。

● 足底の暗赤色斑は、リウマチ性血管炎やPADによるものが考えられます。触ってみて、冷たければPADの可能性を念頭に置きましょう。ただ、ここまで浮腫がひどいと、触診でもドップラー血流計でも、脈を拾うことは困難です。

● こういった場合は無理に評価せず、フットケア記録も「浮腫のため正確に測定不可」としたほうがよいでしょう。

第 3 章

かんたん
フットケア編

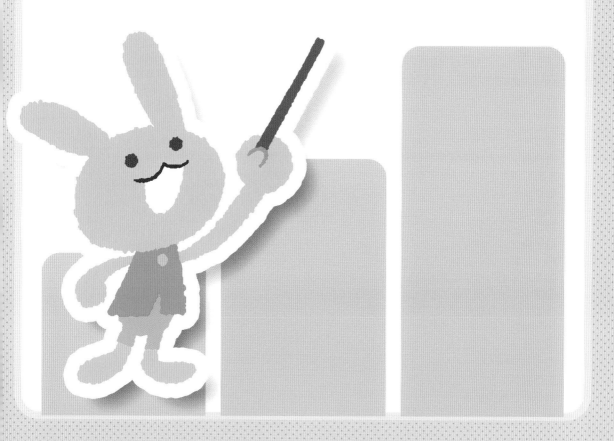

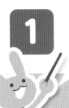

1 足浴をマスターしよう！

足浴は清潔、血流の改善、リラックス効果などを目的に行います。

足浴の準備

1 必要物品

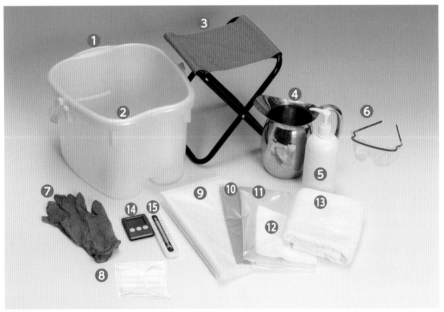

❶**フットケアバケツ**：四角いほうが患者さんの足を入れやすい。およそ一辺が35cm程度のもの

❷**お湯**：風呂の温度と同じくらい（38〜41℃くらい）、少ないと冷めるのが早い

❸**施術者が座る折りたたみ式いす**：あると便利、100円ショップで手に入る

❹**ピッチャー**：あまりに大きすぎると使いにくい

❺**石けん**：フォーム状のものが使いやすい（固形や液体石けんでは手袋をしていると泡立てにくい）

❻**ゴーグル**：マスクと一体型のほうが簡便

❼**手袋**：ディスポーザブルのビニール製やゴム製手袋

❽**マスク**：ディスポーザブル

❾**ディスポーザブル処置用シーツ**：1m四方あるとお湯が飛んでも安心

❿**ディスポーザブルエプロン**：お湯が飛んだ場合を想定して長袖のほうが望ましい

⓫**45L以上の厚めのビニール袋**：厚さ0.04mm以上のものでないとお湯が重いので破れる恐れがある

⓬**不織布**：周囲にお湯がこぼれた場合を想定して準備

⓭**タオル**：入浴時に使用する程度の大きさ以上のもの2〜3枚

⓮**タイマー**：なくてもよい

⓯**温度計**：なくてもよい

●**患者さんのいす**：背もたれのある昇降式のいすが最も行いやすい

② 施術者の準備

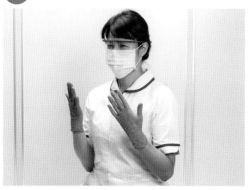

●手袋、エプロン、ゴーグル、マスクを着用します。

③ バケツの準備

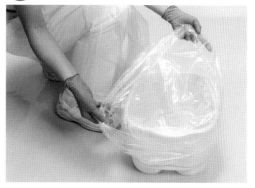

●処置用シーツの上にバケツを置き、ビニール袋をかけてお湯を入れます。

足浴の手順

① お湯の温度を温度計で確認

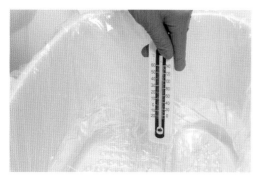

●この手順は省略してもかまいません。

② 患者さんにもお湯の温度を確認してもらう

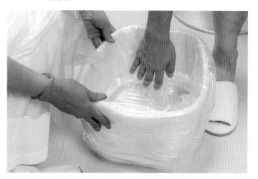

●まず自分で温度を確認したあとに、患者さんにも確認してもらいます。

③ 患者さんと施術者の姿勢

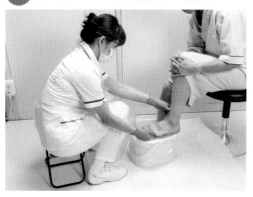

●広い場所を確保しましょう。ベッドサイドではせまく、背もたれがないので、患者さんが転倒して頭をベッド柵で打つ恐れがあります。
●患者さんの足を膝まで露出します。いすは背もたれのある昇降式が最も施術しやすいです。
●施術者は折りたたみ式いすに座り、腰を痛めないように、姿勢に気をつけます。あまりにも低い位置では施術がしにくいです。

④ 患者さんの足をゆっくりつける

● 40℃・5分が多く採用されていますが、こだわる必要はありません。
● 時間を決めて足浴を行うときは、タイマーを利用すると便利です。

⑤ 石けんを泡立てる

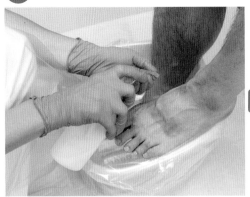

● お湯と石けんを手にとります。

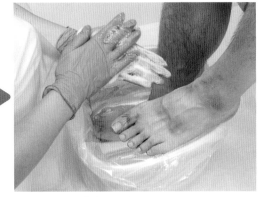

● しっかりと泡立てます。

⑥ 足を洗う

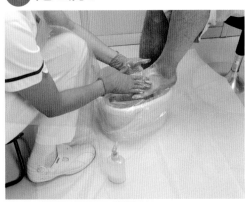

● ①足背、②趾・趾の間、③足底など順番を決めて洗いましょう。
● 必要に応じて、ガーゼに石けんをつけて洗ってもよいでしょう。しかし、ガーゼでのこすりすぎに注意しましょう。

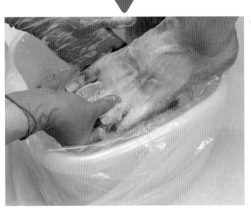

● 趾の間や爪甲周囲は特に注意して、やさしく洗います。

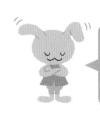

垢がもろもろと出てきて、きりがない場合もありますが、傷をつけないようにしましょう。

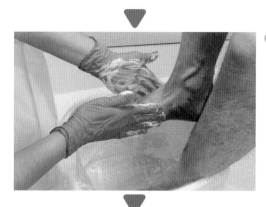

●バケツのヘリに足をのせてもらうと安定します。

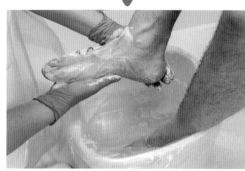

●踵を洗うときは患者さんがバランスを崩さないよう気をつけましょう。

7 石けんを流す

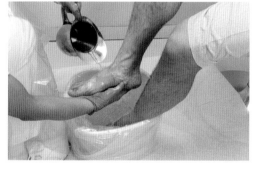

●ピッチャーに入ったお湯で、石けんを洗い流します。

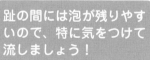
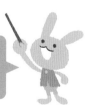

趾の間には泡が残りやすいので、特に気をつけて流しましょう！

8 足を拭く

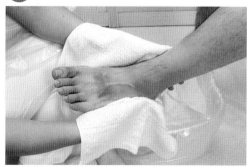

●タオルで包みこむように足を拭きます。

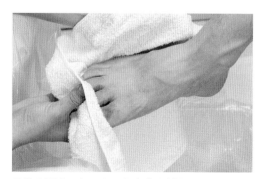

●趾の間までしっかりと水分を拭き取ります。

2 爪切り・爪やすりの使い方をマスターしよう！

安全な爪切り・爪やすりの使い方をマスターして、患者さんにも指導しましょう。

爪切りの使い方をマスターしよう！

❶ 必要物品

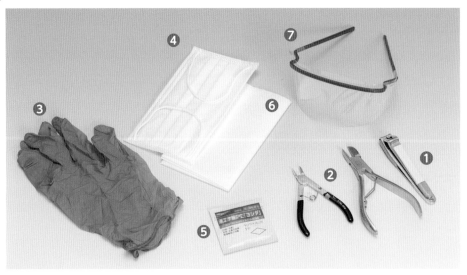

❶普通の爪切り
❷爪切りニッパー（大小２つ）：あれば便利だが１つでもよい。ホームセンターやドラッグストアで購入可能
❸手袋：ディスポーザブルのビニール製やゴム製手袋
❹マスク：できればシールドつき。切った爪が飛ぶため着用がベター
❺アルコール綿またはガーゼ
❻ディスポーザブル処置用シーツ：爪が飛び散ったときなどにあると便利
❼ゴーグル：シールドマスクを使用する場合は不要
●エプロン、患者さん用・施術者用いす

❷ 施術者の準備

●手袋、エプロン、ゴーグル、マスクを着用します。

③ 爪を拭く

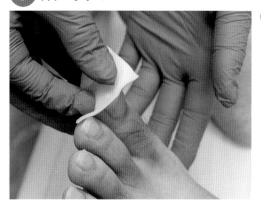

●アルコール綿、またはお湯で濡らしたガーゼで爪の溝をしっかり拭きます。

④ 普通の爪切りを使用する場合

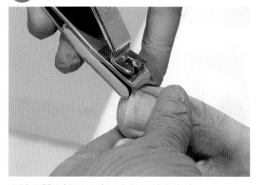

●趾の間を切りやすいように開きます。
●一度に爪を多くはさみすぎないようにします。

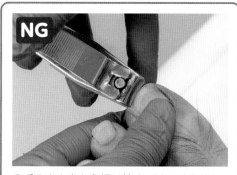

●爪のまん中から切り始めてはいけません。

⑤ ニッパー（大）を使用する場合

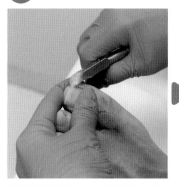

●趾の間はしっかり開きます。ニッパーの先端で3mmくらいずつ切ります。

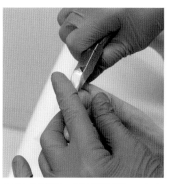

●切る瞬間に爪が飛ばないよう指で爪を押さえます。

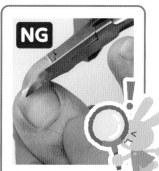

●ニッパーの腹を使って切ったり、爪を一気にはさみすぎてはいけません。

⑥ ニッパー（小）を使用する場合

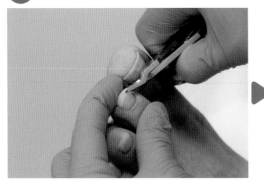

●趾の間はしっかり開きます。ニッパーの先端で3mmくらいずつ切ります。

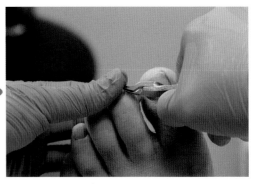

●切る瞬間に爪が飛ばないよう指で爪を押さえます。

⑦ 爪の長さ

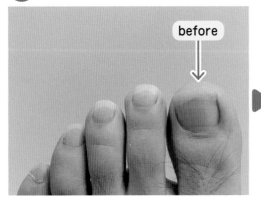

before

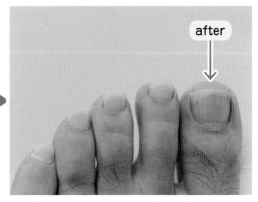

after

●趾先と同じくらいの長さがよいでしょう。

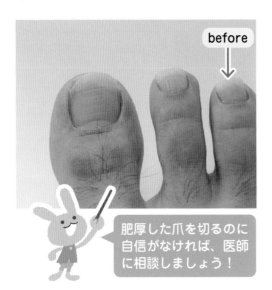

before

肥厚した爪を切るのに自信がなければ、医師に相談しましょう！

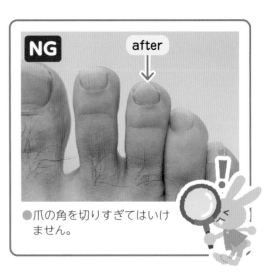

NG　after

●爪の角を切りすぎてはいけません。

ラウンドカットとスクエアカット

足趾のカーブに合わせた切り方をラウンドカットといいますが、両端を少し短く切ってしまうとたちまち巻き爪の危険が増してしまいます。そこで、できるだけ角を落とさない切り方がスクエアカットですが、あまりこだわりすぎると角が靴下にひっかかってしまうので、両角は巻き爪にならない程度に切るよう心がけましょう。

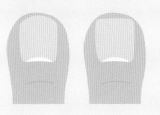

ラウンドカット　スクエアカット

爪やすりの使い方をマスターしよう！

❶ 必要物品

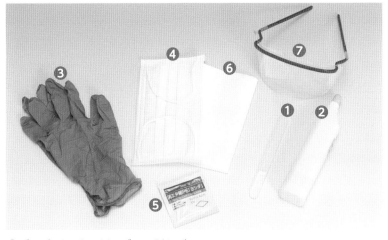

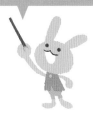

爪やすりは爪切りを行った後に、続きとして行うのが一般的です。

❶**爪やすり**：金属製、ガラス製など
❷**グラインダー**：電池式のハンディタイプのものが使いやすい。
❸**手袋**：ディスポーザブルのビニール製やゴム製手袋
❹**マスク**：粉を吸い込まないため。シールドつきで目の保護までできると理想的
❺**アルコール綿またはガーゼ**
❻**ディスポーザブル処置用シーツ**：爪の粉が飛び散ったときなどにあると便利
❼**ゴーグル**：粉が目に入らないために使用
●**エプロン、患者さん用・施術者用いす**

② 施術者の準備

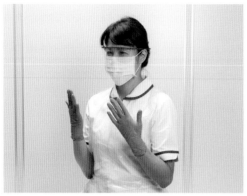

●手袋、エプロン、ゴーグル、マスクを着用します。

③ 爪を拭く

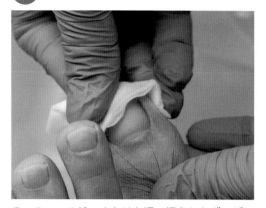

●アルコール綿、またはお湯で濡らしたガーゼで爪の溝をしっかり拭きます。

④ やすりの持ち方の例

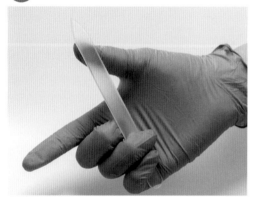

●第4・5指でやすりの端を持ち、第1指でもう片方の端を固定します。

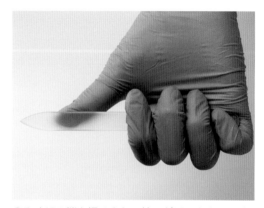

●やすりの端を握るように持つだけでもよいです。

⑤ やすりがけの順番

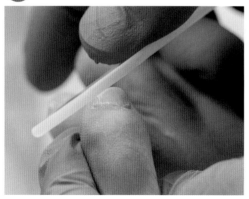

●順番は特に決まっていませんが、左足第5趾から右足第5趾に向かってなど順番に削るとわかりやすいでしょう。

⑥ 爪やすりを使った手順

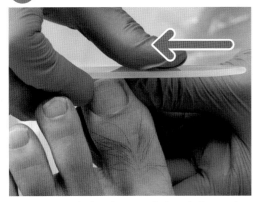

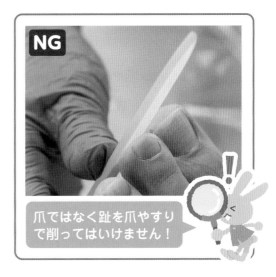

NG

爪ではなく趾を爪やすり
で削ってはいけません！

● 爪の端から中央に向かって矢印の方向へやすり
を動かします。

● 爪先の中央部分を下から上に向かって矢印の方向
へやすりを動かします。

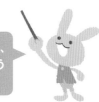

爪やすりを使うときは、
往復がけをしないよう
注意！

⑦ グラインダーを使った手順

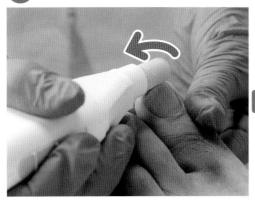

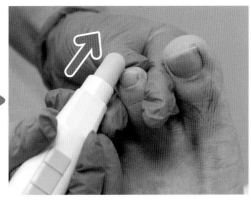

● 爪の端から中央に向かって矢印の方向へ動かし
ます。

● 爪先の中央部分を下から上に向かって矢印の方
向へ動かします。

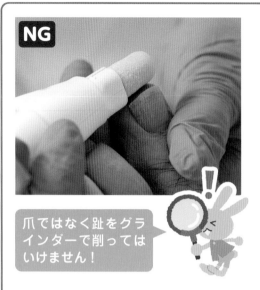

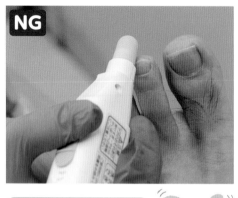

NG 爪ではなく趾をグラインダーで削ってはいけません！

NG 趾を持たずに削ると不安定です。必ず趾を持ってからグラインダーを使いましょう！

❽ 引っかかりを確認

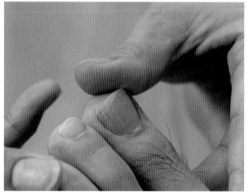

●指で爪先の丸みや、引っかかりを確認します。

❾ 爪の粉を拭き取る

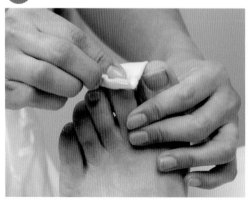

●やすりがけで出た爪の粉は、アルコール綿や濡れたガーゼなどで拭き取ります。

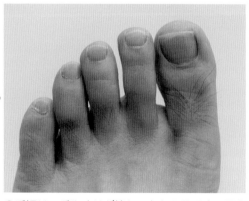

●爪切り・爪やすりが終わったところです。ラウンドカットで仕上げてあります。

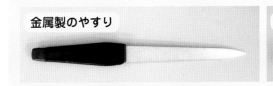

金属製のやすり　　　　　　　　　　セラミック製のやすり

爪やすりの種類

手順の解説では、ガラス製のやすりを使用しましたが、やはり砕けてしまう可能性がゼロではないので、これ以外にも金属製のやすりやセラミック製のやすりなどいろいろなものが出回っています。自分に合った使いやすいものを選ぶのがよいでしょう。

実践編：肥厚爪をどのように削るか見てみよう！

　肥厚爪を削るときは、爪床が平らでないことがあるので、少し時間はかかりますが、ニッパーで水平に切るより削っていくほうが無難です。

① 患者さんの肥厚爪の例

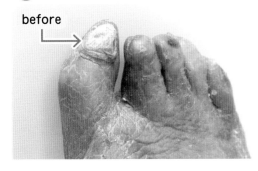

before

●右第1趾（特に根元）が肥厚しています。

② 爪やすりで削る場合

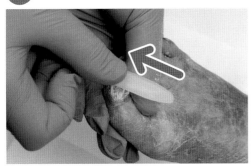

●矢印の方向に一方通行でやすりがけします。

③ グラインダーで削る場合

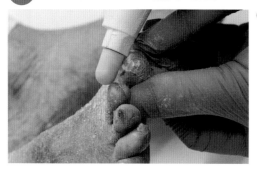

●となりの趾にグラインダーを当てないように注意しましょう！

④ 削り具合を途中で確認

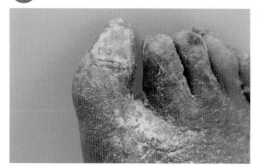

●予想以上に削れることがあるので、爪床まで削っていないかチェックします。

⑤ 仕上げに爪の粉をふき取る

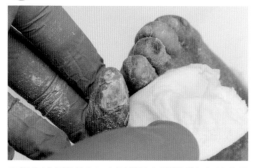

●粉を拭き取らないと最終的な状態がわかりません。

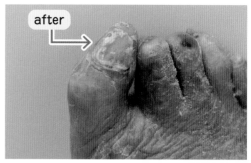

after

●最後に爪甲を触ってみて、やわらかすぎないか確かめます（やわらかすぎると爪床まで達している可能性があります）。

3 巻き爪のかんたんな処置を マスターしよう！

テーピングを使った初心者でもかんたんにできる巻き爪の処置をマスターしましょう。

テーピングを使った巻き爪の処置

❶ 必要物品

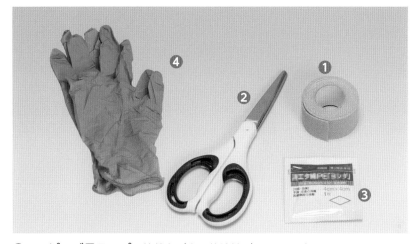

❶テーピング用テープ：粘着力が高く伸縮性があり、厚手のもの
❷はさみ　　**❸アルコール綿**
❹手袋：ディスポーザブルのビニール製やゴム製手袋
●エプロン、患者さん用・施術者用いす

❷ 巻き爪の状態を確認

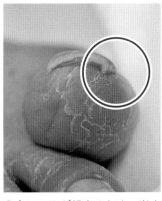

●食いこみが軽度のため、炎症はありません。

❸ テーピング用テープを切る

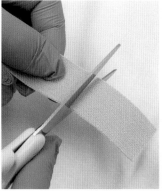

●長さの目安は 5 ～ 6 cmです。

❹ 趾を拭く

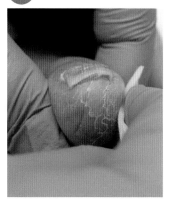

●テープを巻く部分をアルコール綿でしっかり拭きます。

5 テーピング用テープを巻く

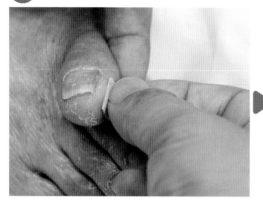

●食いこんでいる部分を引っ張りながらテープの
最初の部分を貼ります。

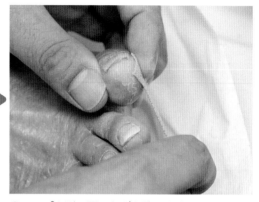

●テープを引っ張りながら貼ります。

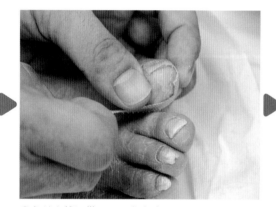

●らせん状に巻いていきます。

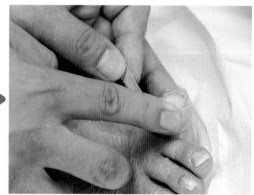

●爪の根元より中枢側に巻きます。

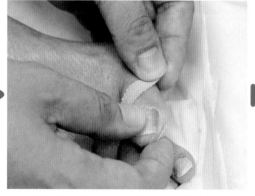

●十分に引っ張りながら、最後は一周するような
長さにします。

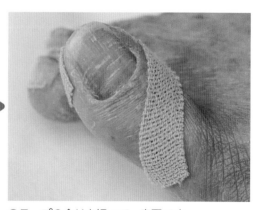

●テープの余りを切って、完了です。

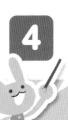

4 胼胝の削り方をマスターしよう！

グラインダーを使った安全な胼胝の削り方を覚えましょう！

グラインダーを使った胼胝の削り方

① 必要物品

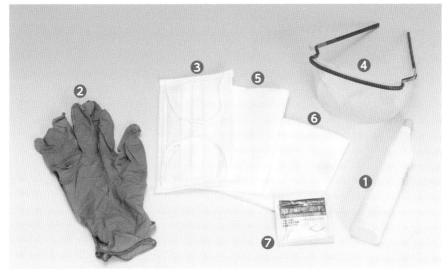

①グラインダー：先端は大小のつけ替え可能。電池式のハンディタイプのものが使いやすい

②手袋：ディスポーザブルのビニール製やゴム製手袋

③マスク：粉を吸い込まないため。シールドつきで目の保護までできると理想的

④ゴーグル：シールドマスクを使用する場合は不要

⑤ディスポーザブル処置用シーツ

⑥ガーゼ

⑦アルコール綿

●エプロン、患者さん用・施術者用いす

② 患者さんと施術者の準備

●シーツを患者さんの足のあたりに敷いてベッドに寝てもらいます。

●施術者は手袋、エプロン、ゴーグル、マスクを着用します。

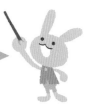

メスやコーンカッターを使うには技術が必要です。安全のために初心者はグラインダーを使いましょう！

❸ 削る部分を見やすくする

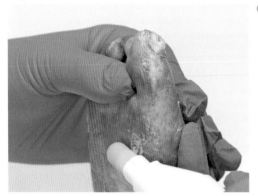

●足底の場合は、母趾を患者さん側に押して見やすくします。

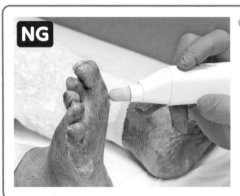

NG

●左手で足を持ってグラインダーを使わないと危険です。

> グラインダーを使うときは、逆の手で必ず足を支えましょう！
> 不安定な状態でグラインダーを使うと、思わぬところに先が当たって患者さんを驚かせてしまいます。

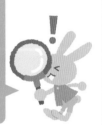

❹ グラインダーの先端が大きいもので全体を削る

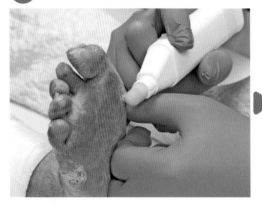

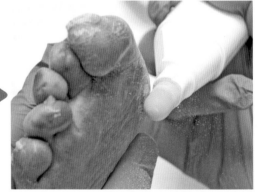

●少しずつ胼胝全体を削ります。写真のような左手の添え方ならグラインダーが安定します。

●手でさわって周囲と比べたときに少し硬いかなというくらいでやめておきます。

> 削りすぎに注意！　削りすぎると出血することもあり危険です。少しずつ削っていきましょう！

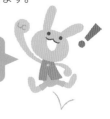

⑤ グラインダーの先端が小さいもので芯を削る

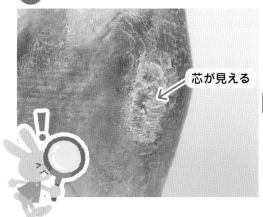

芯が見える

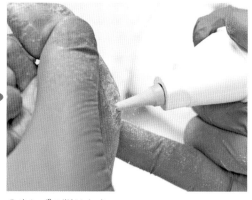

●少しずつ削ります。

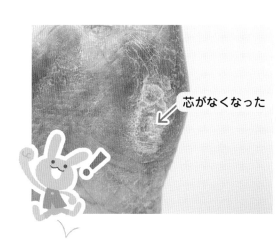

芯がなくなった

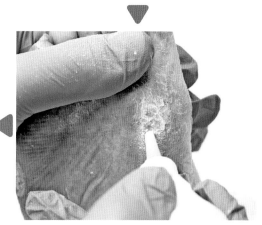

●くぼんでいる部分はまだ角質が残っています。

⑥ 仕上げに粉を拭き取る

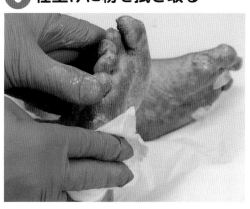

●アルコール綿もしくは濡れたガーゼなどで足底を
拭いて終了です。

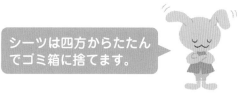

シーツは四方からたたん
でゴミ箱に捨てます。

実践編：どのくらい胼胝が削れるか見てみよう！

1 患者さんの足底にできた胼胝

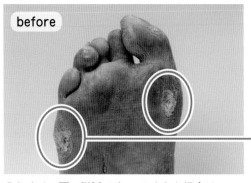

before

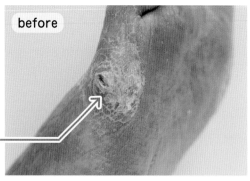

before

●うすくて硬い胼胝です。このような場合は、コーンカッターやメスの刃は滑りやすいので、グラインダーを使うのがベストです。

●右第5趾の胼胝は外側にとび出ています。

2 グラインダーで削る

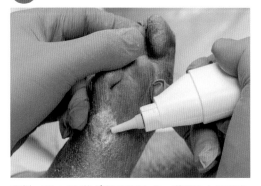

●削っていくと芯が出てきました。鶏眼のようです。

3 削り具合を途中で確認する

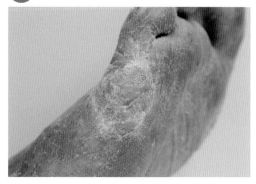

●かなりきれいに削りました。

4 仕上げに粉を拭き取る

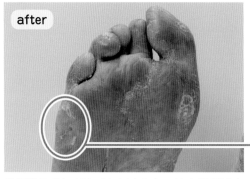

after

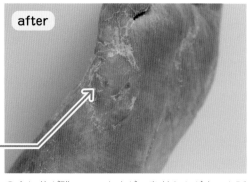

after

●見違えるほどよくなりました。第1趾側はまだ途中です。

●少し芯が残っていますが、患者さんが痛みを訴えられたので、ここで終了としました。

5 薬のぬり方を マスターしよう！

知っているようで知らない薬のぬり方を覚えましょう。

薬のぬり方

1 必要物品

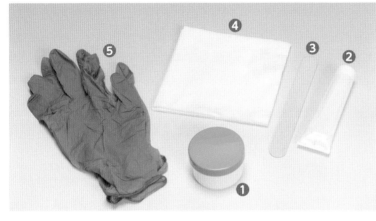

- ❶外用薬（軟膏）
- ❷外用薬（クリーム）
- ❸軟膏ベラ
- ❹ガーゼ：余分な外用薬を拭き取る
- ❺手袋：ディスポーザブルのビニール製やゴム製手袋
- ●ディスポーザブル処置用シーツ
- ●外用薬は❶❷のほかに液剤など必要なものを用意
- ●エプロン、患者さん用・施術者用いす

2 患者さんと施術者の準備

- ●シーツを患者さんの足のあたりに敷いてベッドに寝てもらいます。
- ●施術者は手袋を着用します。

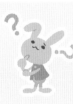

1FTUってなに？

1FTU（one fingertip unit）は、大人の人差し指の先から第1関節まで、口径5mmのチューブから絞り出した外用薬の量のことです[※]。

1FTUは両手掌に外用する量に相当するので、足底全体に塗布する場合は、これの1.5倍程度と考えます。大きなチューブの場合は、口径5mmとは限らないので注意しましょう。

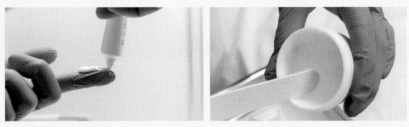

※ Finlay, AY. et al. "Fingertip unit" in dermatology. Lancet. 334 (8655), 1989, 155.

③ 軟膏のぬり方

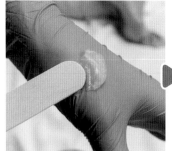 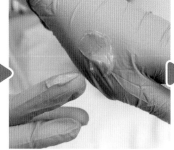 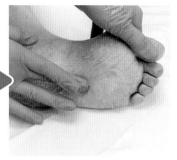

● 軟膏ベラで軟膏をとり、手の甲にのせた軟膏を足底3カ所ぐらいにおきます。
続いて指の腹で軽く広げます。

チューブでない容器の外用薬では、雑菌が
混入するので手袋の2度づけお断り‼

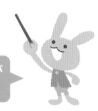

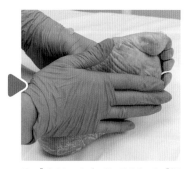

● 「ぬりこむ」のではなく「軽
く広げる」つもりでやります。

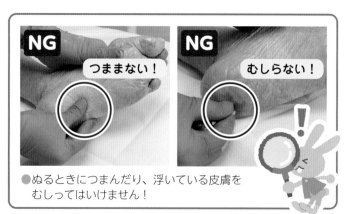

NG つままない！

NG むしらない！

● ぬるときにつまんだり、浮いている皮膚を
むしってはいけません！

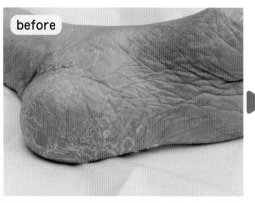

before

● 踵の角化はよくみられますが、放置して重症化
すると亀裂になります。

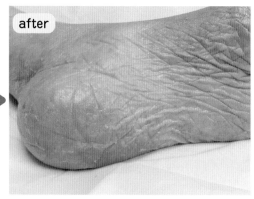

after

● ぬりすぎず、薄すぎず。写真くらいがちょうど
よいです。

❹ 抗真菌クリームのぬり方

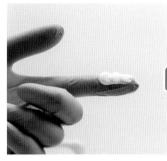

●クリームは軟膏と異なり、不透明です。

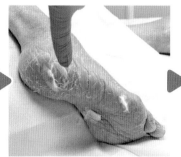

●指先に絞り出したクリームを3カ所くらいに分散させます。

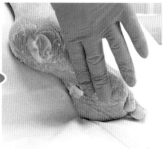

●足底に薄く広げます。

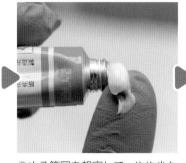

●ぬる範囲を想定して、やや少なめにクリームを絞り出します。

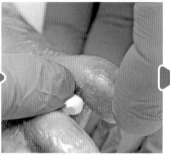

●趾間に薄くぬります。

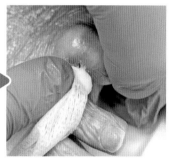

●余分なクリームはガーゼで拭きます。

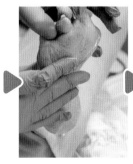

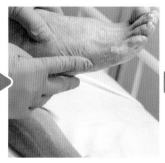

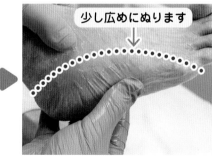

少し広めにぬります

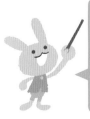

ぬり方のコツは**すりこまないこと**。かえって傷をつくったり関節をいためる原因になるので1～2回軽くぬれば十分です。ぬりこむという感覚でぬっても効果は変わりません。

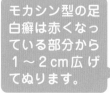

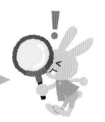

モカシン型の足白癬は赤くなっている部分から1～2cm広げてぬります。

❺ 抗真菌液剤のぬり方

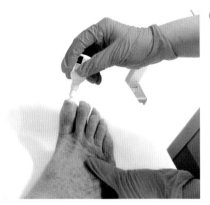

●白癬菌は爪の底にいることが多いため、爪を素通りして底（爪床）まで液体成分が染み込む薬が主流になっています。

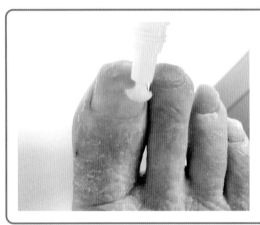

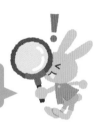

ハケのようにしてぬります。

抗真菌薬の種類
抗真菌薬には、クリーム、液以外にスプレー、軟膏などいろいろな種類があります。びらん面には、クリームでは刺激があるので軟膏のほうが推奨されます。スプレーは、趾間の浸軟があまりにもひどいときに有用です。

スプレー　　　軟膏

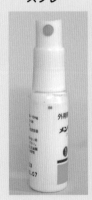

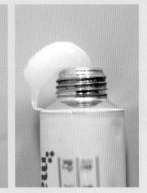

6 足病変の予防グッズには どんなものがあるの？

たくさんある予防グッズの種類と使い方を覚えましょう。

予防グッズの種類

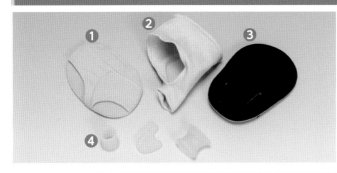

❶前足底の痛み予防装具
❷外反母趾矯正用装具
❸ハンマートゥ矯正用装具
❹トゥスプレッダー（足趾用装具、
シリコン製）

予防グッズの使い方

❶ 前足底の痛み予防装具

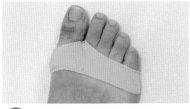

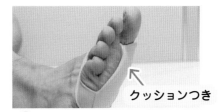

クッションつき

❷ 外反母趾矯正用装具

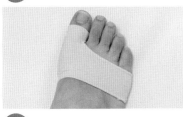

❸ ハンマートゥ矯正用装具

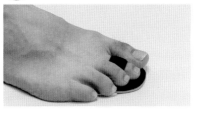

❹ トゥスプレッダー（足趾用装具、シリコン製）

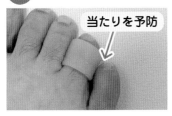

当たりを予防

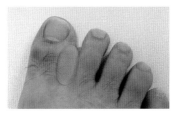

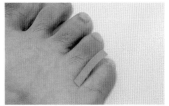

7 器具の手入れの仕方を覚えよう！

清潔に繰り返し使うために、器具の手入れの仕方を覚えましょう。

器具の手入れの流れ

① グラインダーの洗浄

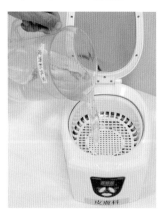

●超音波洗浄器に水を入れます。

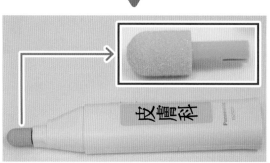

●グラインダーから洗いたい先端部のチップを外します。

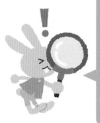

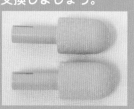

古くなると先端がつるつるになり、削れなくなるので新しいものと交換しましょう。

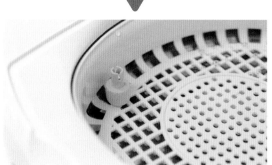

●チップを洗浄器に入れて5分程度洗浄します。その後、アルコール噴霧して乾燥させれば終わりです。

② 血液汚染したものの処理（例：爪やすり）

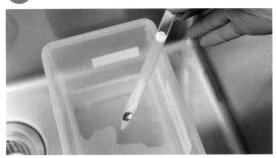

● 滅菌処置が必要なため、各医療施設の基準に
　従って消毒を行います。

③ 爪切り・ニッパーなどの手入れ

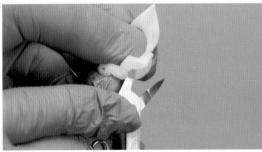

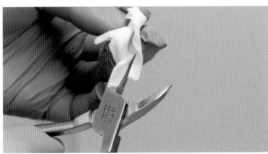

● アルコール綿で拭きます。
● 水につけるとサビるので気をつけましょう。

④ ゴミの捨て方

● 処置した際に、血液の付着したもの、爪、粉などは汚染物専用のゴミ箱に捨てます。

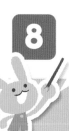

8 訪問看護ステーションのフットケア

足が痛くて通院できない患者さんは、自分で足の手入れができないことが多く、訪問でのフットケアが必要です。

訪問看護の１日のはじまり

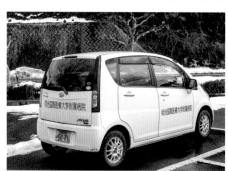

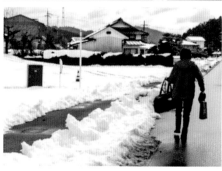

●訪問看護に出かけましょう。当日は、10年に1度の大雪から1週間少し経っていました。午前中は2軒訪問します。

> スケジュールでは、訪問する順番などに気をつけましょう！

必要物品

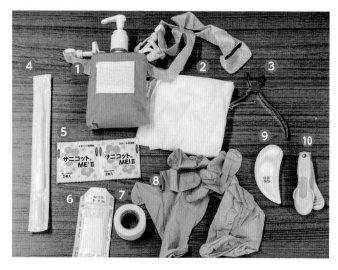

❶アルコールジェル
❷ビニールエプロン
❸爪切りニッパー
❹消毒用綿棒
❺アルコール綿
❻小型のガーゼ
❼テープ
❽手袋
❾ヤスリ
❿爪切り

100歳代、女性。爪切りと外用薬塗布が必要

① 訪問

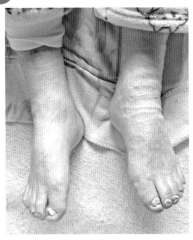

●100歳代、女性。爪切りと外用薬塗布が必要な状態です。

② 爪切り

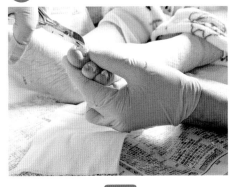

●さっそく爪切りです。患者さんの自宅には、医療機関と異なり、所狭しとさまざまなものが置かれています。
●安全にケアをしていくためには、医療者のポジショニングが重要になります。

爪切りのポイント
切りやすい角度を保持するために、医療者自身が頻回に動き回って、最適な位置でケアを進めます。

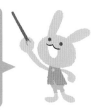

●爪切りで飛んだ粉を拭き取ります。

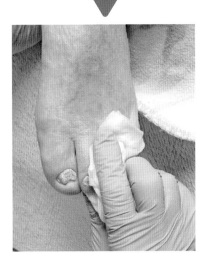

➌ 抗真菌薬の外用

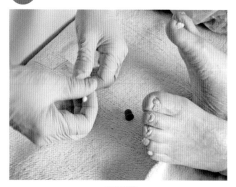

●抗真菌薬を外用します。

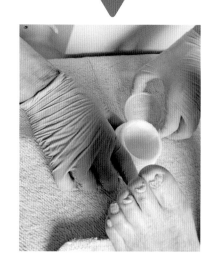

●足全体に外用薬を塗布します。患者さん
自身が薬局で購入した外用薬をぬること
もあります。

➍ 足の運動

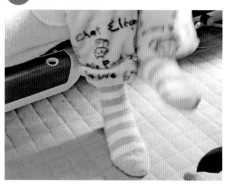

●次は足の運動です。端坐位になり、リズ
ムに合わせて足を上下してもらいます。

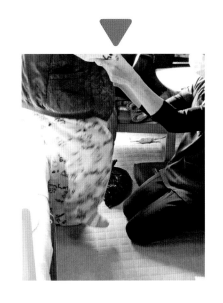

●少し慣れたら、立位で足踏みをしてもらいます。

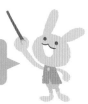

転倒しないようにしっかり支えておきましょう！

⑤ 認知症予防

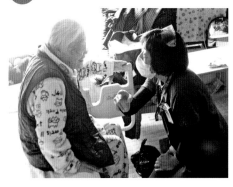

●認知症予防のために、歌を歌ってもらっています。

⑥ 連絡ノートへの記入

●次回、別の看護師が訪問しても前回の患者さんの様子やケア内容がわかるように、その日に実施したケアを連絡ノートに記入します。

連絡帳の使い方

☆訪問看護に伝えたいことがありましたら、このノートに記入してください

☆家族の方も、気になることや、何かあったとき心配なこと、相談事など、ありましたら記入してください

☆このノートを活用して情報交換していきましょう

明治国際医療大学訪問看護ステーション

TEL

90歳代、男性。爪切りを希望

❶ 訪問

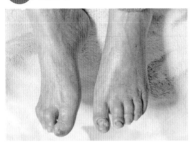

●90歳代、男性。爪切りの希望があります。

❷ 患者指導

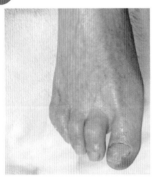

●母趾先端に発赤を認めます。
●寒い時期なので、こたつやアンカの使用歴を聞きました。
●低温熱傷に気をつけるように指導します。

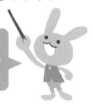

> ハンマートゥになっているので、履きものにも気をつけましょう。

❸ 外用薬の塗布

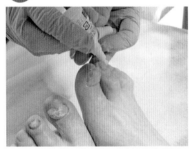

●爪白癬に対して、外用薬を塗布します。

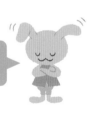

> 爪の表面からハケでぬります。

❹ 患者説明

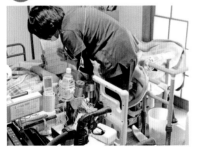

●本日のバイタルサインや実施したケアの内容、生活上の注意点などを患者さんに説明します。

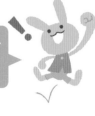

> 本人の理解が困難であれば、おうちの人にも一緒に聞いてもらいましょう。

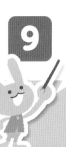

9 在宅で QOL・ADL を 向上させるノウハウ

慣れ親しんでいる住宅内にもたくさんの転倒リスクがあり、特に 65 歳以上の人にとってはそのリスクが高くなります。転倒リスクの改善には環境の見直しや習慣、下肢筋力の増強などが効果的です。

転倒リスクの改善

☑ 転倒が起こりやすい環境は？

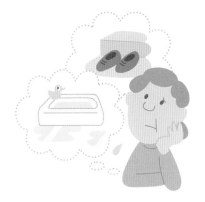

● 転倒リスクが高い場所は玄関、寝室、浴室など多岐にわたり、そこには段差や滑りやすい床、濡れた床など転倒が起こりやすい条件がそろっています。

● 転倒リスクを少しでも改善する方法の一つとして、これらの環境を見直し、転倒が起こりやすい条件を減らすことが重要です。

☑ 転倒リスク改善の具体策（例）

環境面のリスク改善

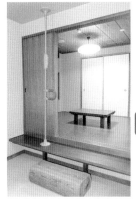

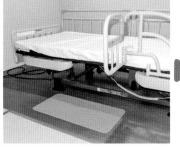

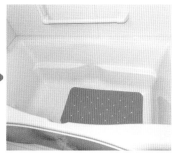

● 日常的に昇降する頻度が高い玄関の段差部分・付近に手すりを設置します。

● ベッドの足下、立ち上がるところに、体重をかけても動かない滑り止めマットを敷きます。

● 浴槽内の滑りやすい床に滑り止めマットを敷きます。

習慣面（環境以外）でのリスク改善

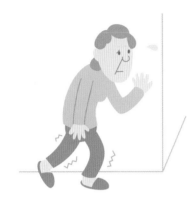

● 転倒は環境の問題だけでなく、生活の時間帯やその日の体調によってリスクが高くなることがあります。

● 睡眠導入剤などを服用した夜間帯にトイレに行くときなどは、ふらつきが生じやすいです。

● いざというときに廊下の壁などに触れられるよう、いつもよりも少し端を歩くように気をつけ、習慣にします。

下肢筋力の増強

● 人は行きたい場所に自分の足で歩き、やりたいことを思いっきりやりたいものです。そのためには、下肢筋力をしっかりと保っておくことが必要です。

● 筋肉の量を増やすことはなかなか難しいですが、いまある筋肉の働き方を変えるだけでも、筋力は十分にアップします。

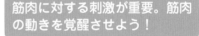
筋肉に対する刺激が重要。筋肉の動きを覚醒させよう！
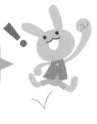

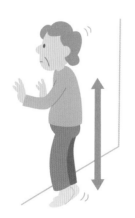

● からだの重みを感じながら筋肉に意識を向けて、ゆっくりと運動するようにします。目的の筋肉によい刺激を入れることが重要です。

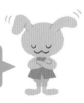
特別な道具は要りません。必要なのは意識だけです。

☑下肢筋力のトレーニング（例）

●殿筋群のトレーニング
腹臥位での股関節伸展運動

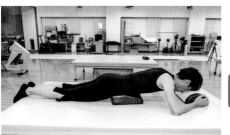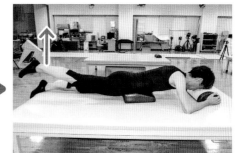

❶腹臥位で下腹部に枕を入れます。

❷腰椎が過度に伸展しない範囲で股関節を伸展します。

❸股関節を伸展した状態で数秒間保持し、殿筋の収縮を感じるようにします。

●大腿四頭筋のトレーニングとハムストリングスのストレッチング
仰臥位での膝関節伸展運動

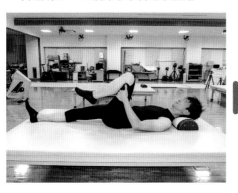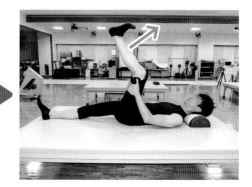

❶仰臥位で両手で大腿後面を持ちます。

❷股関節が伸展しないように気をつけながら、ゆっくりと膝を伸ばします。

❸足先はやや外側に向け、足関節を背屈しながら行います。

●大腿四頭筋のトレーニング

端坐位での膝関節伸展運動

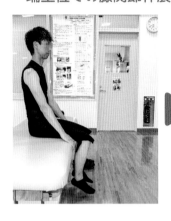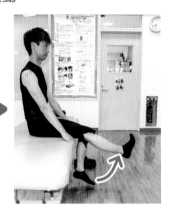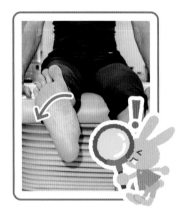

❶しっかりと深く端坐位をとります。

❷足先をやや外側に向け、足関節を背屈しながら、ゆっくりと膝を最後まで伸ばします。

❸最後まで伸ばしたまま数秒間保持し、大腿四頭筋の収縮を感じるようにします。

●下腿三頭筋のトレーニング

立位での踵上げ運動

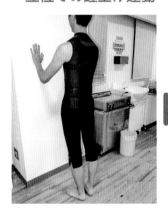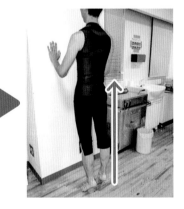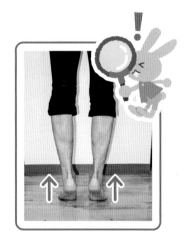

❶軽く壁を触れて立ちます。

❷母指球を支点にして、ゆっくりと踵を床から浮かします。からだ全体を真上に持ち上げるようにします。

❸母指球を支点に踵を挙上することで、下腿三頭筋に収縮が生じます。

第 4 章

外来・地域連携編

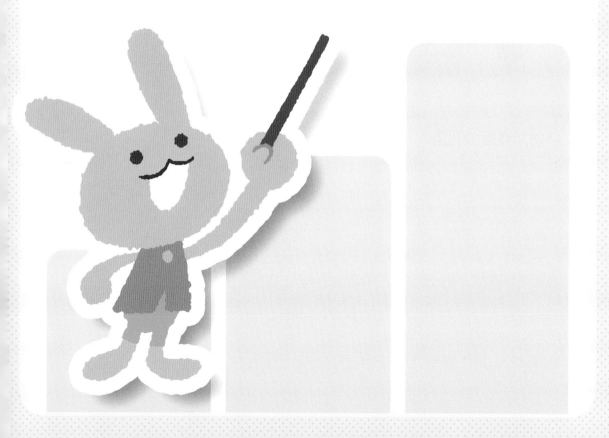

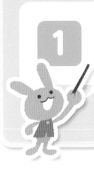

1 退院準備

足病変は、せっかく治療がうまくいっても、再発してしまうと今度はさらに治りが悪くなります。フットケアは、再発予防でも重要な役割をもちます。

退院後の流れ

☑ 帰宅、通院

- 退院する患者さんは、足病変が完全に治ってから家に帰る場合と、退院後も通院しながら治療する場合があります。

- 理想的には完治してからの退院が望ましいです。しかし、在院日数が長期化することで認知症の増悪などの恐れがある場合は、訪問診療や訪問看護で治療を続けます。

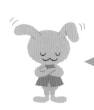

入院している医療機関に訪問診療部門がある場合は、比較的連携がとりやすいです。ただ、必ずしも訪問診療部門があるとは限らないので、地域連携を常に念頭に置いておきましょう。

☑ 訪問看護の利用

- 退院後もケアが必要な場合、入院前から訪問看護を利用しているケースでは、顔なじみの看護師が訪問します。
  そのため、患者さんは安心して継続看護を受けられます。

- 訪問看護指示書、特別訪問看護指示書について、記載事項を理解しておく必要があります。

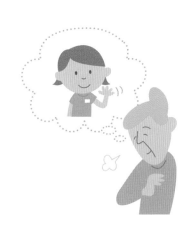

訪問看護指示書（例）

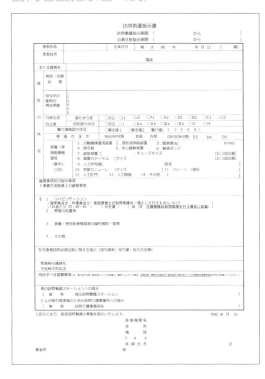

特別訪問看護指示書（例）

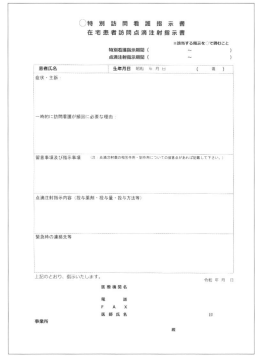

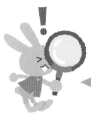

退院後に初めて訪問看護を利用するときには、候補の訪問看護ステーションと受け入れ状態をあらかじめ調べておきましょう。

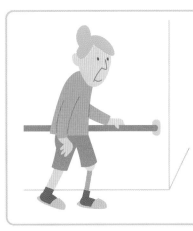

下肢大切断になって義足を装着するなど、自宅のバリアフリー化が望ましい場合には、自宅改造を実施するケースもあります。

施工業者も含めて相談することもあるので、ケアマネジャーとも連携しながら進めます。

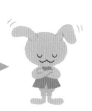

多職種連携を構築するときの注意点

☑ 退院前の面談は多職種で行おう

- 退院前に、家族と地域連携室のメディカルソーシャルワーカー（MSW）、ケアマネジャー、訪問看護ステーションの4者に看護師、可能であれば医師も含めた面談が必要です。

- 訪問リハビリテーションの対象になる患者さんであれば、担当する理学療法士も入ったほうがよいです。

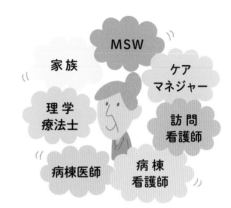

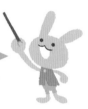

退院後にショートステイを予定していたら、その施設情報も共有できるとなお理想的です。

MEMO

2 患者さんへのセルフケア指導

患者さんが自分で足のケアをできるようであれば、足の切断などに至るような重症化はめったに起こりません。

指導時は患者さんの様子を見ながら行おう

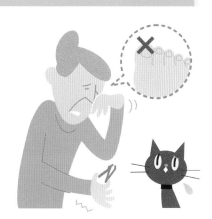

- 患者さんのなかには、自分では足の手入れができているつもりでも、糖尿病や加齢で視力が低下していたり、指の動きがスムーズでなかったりすることがあります。そのため、自分で爪切りをしないほうがよいケースがあります。

- 足白癬でなくても、保湿剤などの外用薬を足の裏や足趾の間にぬるのは問題ありません。観察するきっかけになるので、習慣化するように指導するとよいでしょう。

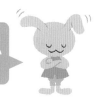

いちばん大切なことは足を毎日観察することです。でも、自分の足の裏まで見ることができるほどからだがやわらかい患者さんはほとんどいません。

日常的な観察をもとに履きものを検討する

- 毎日入浴しない患者さんも多いので、誰が足を観察するかがまず問題です。
- 家族と同居している場合は、何よりも家族の協力が大切です。
- 独居の患者さんは足病変の再発リスクが高く、定期的なフットチェックが欠かせません。

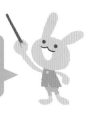

訪問看護だけでなく、訪問リハビリテーションも受けているなら、理学療法士とも連携して患者さんの足を守るのが理想的です。

- フットケアを必要とする患者さんは、ほとんど外出することがないため、履きものの選択は大切です。
- 簡単に脱げるような履きものでは転倒するリスクがついて回ります。

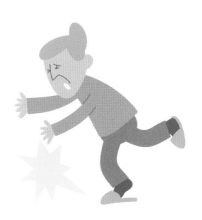

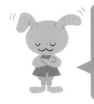
屋外へ出るときは、脱ぎ履きが容易な靴を選びがちです。ただ、歩くたびに足が靴の中で動くようなものは避けるように指導しましょう。

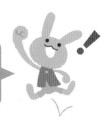
ハンマートゥやクロウトゥなどの変形した足では、前足部が靴に当たらないように、トゥボックスが確保されているかも重要です。

MEMO

3 多職種・地域連携により支援したケース

通院している糖尿病患者の「右足が腫れてきた」という訴えで、予約外受診となったケースを紹介します。

糖尿病患者（70 歳代、男性）

1 受診

- 糖尿病で通院している患者さんが「右足が腫れてきた」とのことで、予約外受診しました。
- 外来受診時にはすでに足全体に発赤腫脹を認め、右足が熱感と発赤、浮腫を伴っていました。

2 手術

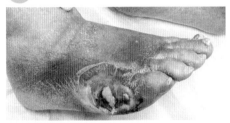

- 放置すれば、菌が全身に回る可能性があります。
- とても足を残せないと考えましたが、緊急手術で足趾切断と切開術を実施し、可能な限り壊死している部分を除去（デブリードマン）しました。

> その後もベッドサイドで処置できない範囲は、手術室でデブリードマンを行いました。

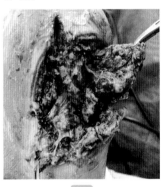

- 2 週間後、足底側を追加で切開して壊死組織を取り除きました。

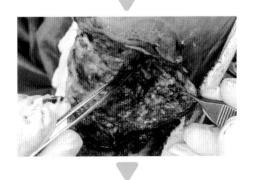

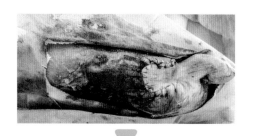

- 右5趾の関節が壊死したまま改善しませんでした。
- そのため、関節を外し、右5趾を切断しました。

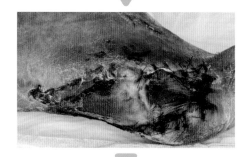

- 術後2週間で、皮弁の部分が壊死を起こしてきました。

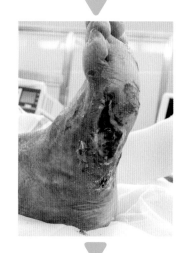

- 最終的に、右5趾中足骨を途中から切断しました。

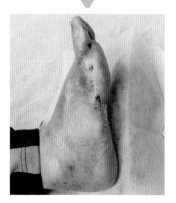

- 4回の手術を経て、なんとか足を残すことができました。

❸ リハビリテーション

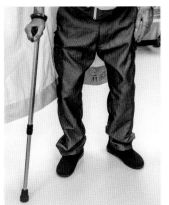

● 足を残しても歩けなくては仕方ないので、入院中はリハビリテーションを懸命に続けました。

● 患者さんは杖を利用して歩くことができます。

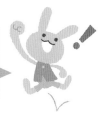

5カ月かかりましたが、リハビリテーションも並行して進め、退院へともっていくことができました。

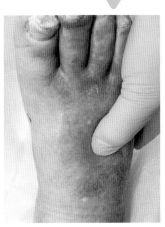

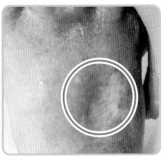

座りっぱなしにより生じた
足背の浮腫
（指で押した部分の圧痕）

● 座りっぱなしでいることが多く、足のむくみが問題です。

退院後は、要介護1でデイサービスを1週間に2回利用し、入浴介助なども受けています。1週間の残りの5日は、ホームヘルパーが食事の支度などをしています。

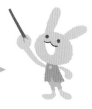

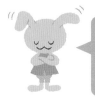

今後も病院では糖尿病内科と皮膚科、自宅ではデイサービスで、足病変の再発がないように、患者さんとその足を見守っていく必要があります。

MEMO

参考文献

1）日本フットケア・足病医学会編．重症化予防のための足病診療ガイドライン．東京，南江堂，2022.

2）日本フットケア学会編．フットケアと足病変治療ガイドブック．第3版．東京，医学書院，2017.

3）永井由巳ほか編．（ナーシング・グラフィカEX 疾患と看護，6），眼／耳鼻咽喉／歯・口腔／皮膚．大阪，メディカ出版，2020.

4）東禹彦．爪：基礎から臨床まで．改訂第2版．東京，金原出版，2016.

5）日本皮膚科学会 創傷・褥瘡・熱傷ガイドライン策定委員会編．創傷・褥瘡・熱傷ガイドライン2018．東京，金原出版，2018.

6）安木良博ほか編．カラーアトラス 爪の診療実践ガイド．改訂第2版．東京，全日本病院出版会，2021.

7）佐藤伸一ほか編．今日の皮膚疾患治療指針．第5版．東京，医学書院，2022.

8）常深祐一郎ほか編．皮膚疾患診療実践ガイド：診察室ですぐに役立つ卓上リファレンス．第3版．東京，文光堂，2022.

9）高山かおるほか編．足爪治療マスターBOOK．東京，全日本病院出版会，2020.

10）清水宏．あたらしい皮膚科学．第3版．東京，中山書店，2018.

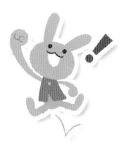

索引

●編著者紹介

中西 健史 （なかにし・たけし）

明治国際医療大学 臨床医学講座 皮膚科 教授

1991年3月	滋賀医科大学 卒業
6月	大阪回生病院 皮膚科
1993年4月	大阪市立大学大学院（第1生化学）
1997年3月	大阪市立大学大学院 修了
4月	寺元記念病院 皮膚科 医長
1998年7月	大阪市立大学 皮膚科 助手
2003年4月	大阪市立大学大学院医学研究科 皮膚病態学 助手・病棟主任（～2005年9月）
2005年4月	大阪市立大学大学院医学研究科 皮膚病態学 講師
2009年1月	マルガローリ&ヴェルネ社（スイス）でフットケア研修
2012年3月	第10回日本フットケア学会学術大会長
2013年7月	滋賀医科大学医学部医学科 皮膚科学講座 特任准教授
2016年10月	第13回日本フットケア学会びわこセミナーin京都 会長
2018年7月	滋賀医科大学医学部医学科 皮膚科学講座 病院教授
2021年4月	明治国際医療大学 臨床医学講座 皮膚科 教授

専門は皮膚循環障害、皮膚潰瘍、アレルギー性皮膚疾患。日本皮膚科学会（創傷・褥瘡・熱傷ガイドライン代表委員）、日本フットケア・足病医学会（評議員）、日本リンパ浮腫治療学会（理事）、日本褥瘡学会（評議員）、日本皮膚科学会認定専門医、日本アレルギー学会認定専門医、日本医師会認定産業医、日本フットケア・足病医学会フットケア指導士・認定師、リンパ浮腫療法士。

本書は2012年小社刊行の書籍『はじめてのフットケア』を大幅に加筆・修正したものです。

フットケアはじめて BOOK（ブック）－ホップ・ステップ・パーフェクト！

2023年10月1日発行　第1版第1刷

編　著	中西 健史（なかにし たけし）
発行者	長谷川 翔
発行所	株式会社メディカ出版
	〒532-8588
	大阪市淀川区宮原3－4－30
	ニッセイ新大阪ビル16F
	https://www.medica.co.jp/
編集担当	渥美史生
編集協力	芹田雅子・加藤明子
装幀・組版	イボルブデザインワーク
イラスト	ニガキ恵子
写真撮影	宮田昌彦（エムツーフォト）
印刷・製本	株式会社シナノ パブリッシング プレス

ISBN978-4-8404-8210-3　　　　　　　　　　　Printed and bound in Japan

当社出版物に関する各種お問い合わせ先（受付時間：平日9：00～17：00）
●編集内容については、編集局 06-6398-5048
●ご注文・不良品（乱丁・落丁）については、お客様センター 0120-276-115